Diario del embarazo

M. Marcone - N. P. Mattiot

DIARIO DEL EMBARAZO

dve
PUBLISHING

© Editorial De Vecchi, S. A. 2019
© [2019] Confidential Concepts International Ltd., Ireland
Subsidiary company of Confidential Concepts Inc, USA
ISBN: 978-1-64461-983-4

Índice

FICHAS MÉDICAS PRÁCTICAS

Prólogo

por *Fabiana Toneatto*

Cuando tuve las primeras pruebas de esta obra en mis manos, lo primero que pensé fue: ¡otro libro sobre el embarazo! Sin embargo, este libro tiene elementos que lo hacen diferente. Es un texto escrito con sencillez y rigor por una persona dedicada desde hace mucho tiempo a este tema. La singularidad del texto radica en el hecho de que el hilo temático narra las experiencias y las emociones de una madre imaginaria, con el testimonio de nueve madres reales como contrapunto.

Hoy en día, más que en ninguna otra época, la mujer se plantea la necesidad de prepararse o no para el parto y para la maternidad. Personalmente, después de años trabajando en la sala de partos, estoy convencida de que es fundamental que se sienta apoyada en este delicado momento de su vida. La posibilidad de procrear es biológica y, por tanto, sólo requiere el desarrollo completo de los órganos sexuales; pero la capacidad de desempeñar la función de madre o padre, en el sentido de favorecer un desarrollo psíquico correcto al hijo, es un tema más complejo. Actualmente, el hecho de ser madre sigue teniendo un gran valor. Lo que ocurre, sin embargo, es que la mujer lleva a cabo su proyecto en otro momento de la vida y de forma diferente a como lo hacía antaño. La etapa que la mujer dedica al embarazo es muy especial ya que, además, es frecuente el caso de las mujeres que sólo tienen un hijo. De cualquier manera, representa una decisión muy importante para la pareja: tener un hijo es la expresión más intensa de su amor, es «la razón de ser» que materializa la inmortalidad biológica.

El libro utiliza un lenguaje claro y transmite un mensaje optimista sobre cómo afrontar el parto. Me gustaría comentar algunos puntos que me han llamado la atención (naturalmente hay otros aspectos que merecerían la misma consideración, pero, de este modo, el lector dispone de un amplio margen para descubrir contenidos y para efectuar reflexiones personales). Se me antoja particularmente útil el análisis del proceso del parto que efectúa la protagonista del libro que, de forma práctica y real, desea acercar al lector ciertas problemáticas de adaptación al papel de madre. La identificación espontánea con Lara, la protagonista, hace posible seguir el hilo de sus pensamientos, vivir sus emociones, su forma de adaptarse con naturalidad a los cambios que conlleva el nacimiento de un hijo en la vida de todas las madres y todos los padres. Todo ello sirve para entender que, a pesar de los cambios culturales de las últimas décadas, el parto es todavía un acontecimiento determinante en la vida de la pareja, capaz de generar transformaciones en la personalidad.

En conjunto, este libro es una obra elaborada y completa, que proporciona a la gestante la paz interior que todavía, demasiado a menudo, no se le transmite.

FABIANA TONEATTO
Coordinadora del Departamento de Obstetricia
Clínica S. Pío X, Milán

Prólogo

por N. P. Mattiot

Mujeres nuevas, mujeres libres, mujeres seguras. Desde hace casi dos generaciones, interpretamos la fábula de la emancipación y disfrazamos las contradicciones con el eufemismo de la complejidad. Hoy estamos en condiciones de quererlo todo (aunque no necesariamente de desearlo). Cada día nos enfrentamos a la fatiga de una identidad extensible, que parece como si pudiera ampliarse ilimitadamente, con la adopción de nuevas funciones, de nuevos espacios, de una nueva capacidad de control. Pero el resultado de esta acumulación, muchas veces arbitraria y motivo de ansiedad, puede ser el empobrecimiento personal, puesto que se corre el riesgo de dar vida a una figura femenina cada vez más condicionada por la imagen y por las funciones, por lo que se hace o se sabe hacer.

Hoy en día, el problema real no es ser madre ni llegar a ser madre, sino *sentirse* madre, es decir, tener consciencia de lo que significa el hecho de ser madre y aceptar las profundas transformaciones que conlleva. Tener un hijo es una elección definitiva, la única dentro de un mundo de opciones reversibles. En la actualidad, nuestras vidas son más versátiles, variadas, ajetreadas y flexibles que hace dos generaciones. Dar a luz es quizá la única materialización del «para siempre», el último ritual de paso de nuestra sociedad.

La metamorfosis física es el signo del cambio psíquico, con la diferencia de que el cuerpo, al cabo de nueve meses, vuelve a ser más o menos el de antes. La identidad, en cambio, no. Recuerdo la frase pronunciada por una madre, al día siguiente de su primer parto, en un estado de cansancio y euforia al mismo tiempo: «No estaré nunca más sola... Es maravilloso. Es terrible».

Ya nunca más uno, sino dos. Tener un hijo es la entrega absoluta, la más incondicional, de un ser a otro. Se necesita la fortaleza suficiente para aceptar el desafío de la dependencia. Hace falta ser adulto, desde el punto de vista racional, y optimista.

Sin embargo, sentirse o no sentirse madre no es una de tantas opciones. Es una decisión que marca para siempre un antes y un después. Los nueve meses del embarazo suponen una oportunidad única: en una dimensión femenina machacada por los esfuerzos y las demostraciones, sobre una visión horizontal de la vida, constituyen el lugar psíquico en donde se construye y se da espacio al cambio. Una vez dibujado el perfil de nuestra identidad de mujeres contemporáneas, nuevas, libres y seguras, el verdadero reto es dar profundidad, reencontrar una forma y una nueva perspectiva.

¿Quién es Lara, la protagonista de estos nueve meses de transformaciones psicológicas y físicas? Pues es la mujer que todas llevamos dentro. Y, a su alrededor, se encuentran las otras mujeres, personajes reales, que cuentan su propia historia, en una serie de largas entrevistas. Miedos, deseos, preguntas, inquietudes, arrebatos, procesos... Lara los asume todos y los reinterpreta. Porque el embarazo es siempre la misma historia, una única historia, desde hace siglos, generaciones. Pero, al mismo tiempo, es una vivencia muy personal, privada e íntima. Este libro intenta explicar ambas historias a través de un doble registro —el monólogo comentado de Lara y el coro de las entrevistadas—. Por un lado, los elementos comunes de las vidas de las mujeres que son madres y, por otro, las experiencias individuales que cada una vive de forma distinta.

No se puede decir todo acerca del embarazo, porque no se pueden contar *todas* las gestaciones. Queda, sin embargo, el conocimiento —y la fuerza— de una única e ininterrumpida narración: cuando una mujer decide tener un hijo, no está sola. Muchas mujeres han recorrido antes el mismo camino. Con ella están otras madres, otras vidas, otras experiencias. La historia de todos los nacimientos.

Introducción

por M. Marcone

Los cursos de preparación para el parto que llevo impartiendo desde hace muchos años me han dado la oportunidad de escuchar a muchas mujeres embarazadas. Independientemente de las situaciones personales, todas ellas expresan siempre los mismos temores, las mismas preocupaciones, y plantean las mismas cuestiones.

Durante mucho tiempo he creído saber qué conflictos internos daban lugar a estos sentimientos. Sin embargo, después del nacimiento de mis hijos, al que siguió un largo periodo de reflexión, tuve la posibilidad de entender la complejidad psíquica de la gestación, sus contradicciones y sus interrogantes.

Sobre este tema se ha escrito poco (salvo en las publicaciones científicas específicas). En realidad, hay mucha bibliografía para gestantes que trata todo lo que tiene que ver con la parte física del embarazo, pero prácticamente no hay obras que hagan referencia a aspectos de índole psicológica.

Por esta razón decidí dar vida a Lara, para que todas las mujeres embarazadas puedan ver reflejado en ella algún aspecto de la experiencia que están viviendo, y para que puedan darse cuenta de que muchos estados anímicos que viven como únicos y personales (y que a veces incluso consideran anormales), en realidad son típicos de esta etapa de la vida.

En Lara se mezclan las características comunes a decenas de mujeres embarazadas, que han participado en los cursos o en sesiones de asistencia psicológica, sin olvidar tampoco algunos recuerdos de mis propios embarazos.

El libro trata de la reestructuración interna que experimenta la mujer durante la gestación (la gestante suele desatender los cambios psicológicos ligados a la espera de un bebé, que son tan reales como los físicos —aunque a veces más difíciles de apreciar—, porque concentra toda su atención en los cambios corporales, para indicar al médico el más mínimo síntoma).

A diferencia de otras culturas, en nuestra sociedad la gestación está notablemente *medicalizada*. Todas las mujeres, incluso siendo jóvenes y estando perfectamente sanas, se someten a visitas médicas periódicas para controlar su estado y el del feto. En estas visitas reciben información sobre lo que está ocurriendo en su interior. Por otro lado, conocen muchos síntomas de irregularidades en el proceso de la gestación. El interés por las características físicas del embarazo y la atención que en ello se centra contrasta con la escasa importancia que se da a los aspectos psicológicos. Si bien algunos de estos aspectos difícilmente pasan inadvertidos, no se les suele conceder importancia y, por lo general, se achacan a la inestabilidad del humor, a la emotividad o a la tendencia a la introversión que empuja a la mujer a separarse gradual e inconscientemente de la realidad. La mujer embarazada nota en sí misma la facilidad con la que pasa de la risa al llanto, la capacidad de conmoverse por una nimiedad y, dado que la mayor parte de sus pensamientos están dirigidos al parto y al niño, se desvincula todavía más de las cosas que le interesaban como, por ejemplo, el trabajo, las aficiones, la relación con los demás, etc. En raras ocasiones se pregunta qué nexo profundo existe entre estos estados de ánimo y la etapa en la que se encuentra, y hasta qué punto el estado anímico puede influir en la gestación.

Para ilustrar el desarrollo de estos sentimientos y los vínculos que existen entre el estado físico y el estado psíquico, es conveniente aclarar previamente algunas situaciones análogas entre la mujer-niña y la mujer-madre (esto, en el libro, se hace a través de algunas situaciones que describe Lara; los comentarios que puntualizan su narración sirven de unión con el material de las entrevistas que figura al final de cada capítulo, porque ponen de relieve e intentan explicar los temas universales, comunes a todas las gestantes).

Del mismo modo que la mujer embarazada es el emblema de dos unidades distintas pero fusionadas, el libro, a pesar de tener una esencia única, también permite seguir la evolución del embarazo de la protagonista y profundizar en los significados que subyacen detrás de los contenidos manifiestos. Al mismo tiempo, se puede ir comprobando que cada elemento de la historia de Lara se corrobora en las narraciones hechas de forma espontánea por distintas mujeres sobre su propio embarazo.

En cada capítulo se han dejado unas páginas en blanco para que las lectoras que lo deseen vayan anotando sus reflexiones, vivencias y recuerdos a medida que estos vayan surgiendo durante la lectura. Así, podrán confirmar o rebatir lo que en el libro se dice, aunque, de hecho, lo más importante es dar salida en un momento de tranquilidad a una parte de ese mundo interior al que tan poca atención se le presta.

Nuestro deseo es que el diario de Lara sea el diario de todas, porque el embarazo, como todos los grandes momentos de la vida, engloba al ser humano en un único e inmenso universo, en donde cada uno ilumina una u otra faceta.

Desear un hijo

Orígenes del deseo de maternidad

La espera de un hijo no empieza con el momento de la fecundación. De hecho, muchas mujeres viven la espera desde la más tierna infancia. Los juegos con las muñecas o su rechazo expresan un deseo de maternidad que luego, en la edad adulta, se verá realizado o se desestimará.

La mujer embarazada borra el tiempo, más o menos largo, que la separa de la niña que fue, y vive simultáneamente los dos papeles que han caracterizado su infancia: por un lado vuelve a ser la niña que juega con la muñeca y, por otro, la otra niña que expresa a través de la muñeca algunos de sus deseos más íntimos, en particular aquellos que no se atreve a manifestar en la realidad. Basta con recordar la alternancia de momentos de cariño y de odio por la muñeca, la cual se colma de atenciones y caricias unas veces, mientras que otras se rechaza y se tira al suelo.

El embarazo reactiva, sin que la mujer se dé cuenta, deseos característicos del periodo infantil que hasta entonces habían permanecido latentes. El logro de esos deseos, que debería ser indirecto, muchas veces no tiene en cuenta las imposiciones de la realidad en la que vive la gestante y se produce directamente, arrastrando comportamientos irracionales o impropios de una persona adulta, aunque totalmente comprensibles si se atribuyen a una niña. Estas situaciones son típicas de la gestación y se dan en la mayoría de las embarazadas, que las viven con más o menos intensidad en función de su carácter y de su historia personal.

Lara es una mujer que espera su primer hijo. Está serena y se siente feliz de ser madre. Aprovecha los momentos de tranquilidad para pensar en detalles de su vida pasada, y en ellos reconoce las mismas sensaciones, los mismos deseos y las mismas fantasías que está viviendo en este periodo.

Los lectores vivirán los momentos de felicidad y de depresión de nueve meses de embarazo a través de sus pensamientos, que de forma involuntaria le ayudan a afrontar los cambios que inevitablemente comporta el nacimiento de un hijo. Traer un hijo al mundo es un paso irreversible que implica, además de una serie de problemas prácticos, cambios de orden afectivo que, a veces, pueden repercutir en el equilibrio de la mujer, del hombre o de la pareja.

No sé cuánto tiempo hace que deseo tener un hijo. Me parece que desde siempre, desde que, siendo niña, cuando me preguntaban qué me habría gustado ser de mayor, yo respondía «madre de muchos hijos». Me encantaban los bebés. Los veía frágiles y vulnerables, y me daba la sensación de que necesitaban mucho afecto. Mi primo, por ejemplo, me conquistó desde la primera vez que lo vi con sus ojazos negros que me miraban fijamente, quizá sin verme. Era un poco más grande que mi muñeco, pero cuando lloraba, lo hacía con tal fuerza y se ponía tan morado que yo me quedaba sorprendida y al mismo tiempo asustada, porque me daba miedo que se ahogara.

Yo tenía apenas cinco años, pero con él me sentía mayor y sensata. Sin embargo, por desgracia, los adultos no confiaban en mí. No me dejaban tenerlo en brazos tanto como yo habría querido, ni tampoco me permitían darle el biberón, cambiarlo y prodigarle todos aquellos cuidados maternos que tanto me atraían.

Para consolarme, mi madre me decía que tuviera paciencia, que ya me llegaría el momento de ser madre y entonces podría ocuparme de mis niños. Y me animaba a que mantuviera el mismo entusiasmo. Para ella, criarnos a mí y a mi hermana no debió ser siempre una tarea fácil y agradable; en efecto, algunas veces me cuenta que, cuando mi padre estaba de viaje, ella estaba tan cansada y ansiosa que no era capaz de disfrutar de los momentos de felicidad que tanto apreciaba cuando estaba tranquila y descansada. Tengo la impresión de que, desgraciadamente, en su cabeza está más vivo el recuerdo de la fatiga que el de la alegría por la maternidad, igual que ocurre a muchas mujeres que en aquella época sufrieron problemas personales o sociales.

La relación con la madre

Tal como veremos a lo largo de la narración, los pensamientos de Lara le hacen detenerse frecuentemente en la relación que mantiene actualmente con su madre y en la que mantuvo cuando era niña. Esto mismo ocurre a muchas gestantes. Este vínculo puede adquirir una intensidad especialmente fuerte precisamente durante el embarazo. De hecho, durante el periodo en que se dispone a ser madre, la mujer tiende más o menos voluntariamente a compararse con la imagen de madre que ella misma tiene, y que puede corresponderse parcialmente con la real. Esta imagen depende de la forma en que la madre haya colmado los deseos de la hija y, sobre todo, de la intensidad de dichos deseos. Algunas veces, estos se han presentado con tanta intensidad que cualquier respuesta por parte de la madre para satisfacerlos puede haber resultado insuficiente. Así, la relación ha podido ser frustrante, no por la escasa disponibilidad por parte de la madre, sino por la imposibilidad real de satisfacer una exigencia excesiva.

Leyendo la narración de Lara, no hay que caer en el error de pensar que su madre no la había querido y que su amor no había sido correspondido, aunque al principio puede parecer poco gratificador porque quizá recuerda más las fatigas que las alegrías de la maternidad o porque, como se verá, no le satisfizo el nacimiento de una hija no tan graciosa como había esperado. La madre es para Lara el modelo a seguir, el punto de comparación. El elemento conflictivo de su relación no le resta intensidad.

La alternancia entre los aspectos «negativos» y los aspectos «positivos» se propondrá repetidamente a lo largo de la narración, porque Lara, como cualquier mujer embarazada, revive en este periodo las distintas facetas de la relación con la propia madre. Concretamente, durante el embarazo vuelve al primer plano el conflicto surgido en la infancia (entre los tres y los cinco años), durante el periodo edípico en que la hija quiere ocupar el puesto de la madre y sustituirla en el papel de esposa del padre. En este periodo la niña ve a la madre como una intrusa contra quien dirige la agresividad, como una rival a la que, por un lado, desearía destruir pero que, por el otro, representa una gran fuente de afecto y un modelo a imitar.

El vínculo profundo con la figura materna está caracterizado por la ambivalencia, es decir, por la presencia simultánea de sentimientos opuestos hacia una misma persona.

La ambivalencia vivida en la edad infantil hacia la madre es proporcional a la que impregna, de manera más o menos intensa, las sensaciones que la embarazada tiene por su hijo y que son ajenas a su voluntad. Sin embargo, los sentimientos de agresividad y de rechazo por el niño normalmente no llegan hasta el estrato de la consciencia de la mujer, porque le causarían una fuerte angustia o, si van más allá de lo aceptable, suelen ser aislados y reprimidos. La embarazada evita reconocerlos y responsabilizarse de ellos, y se comporta como si no existieran. Sea como fuere, la tensión originada por este conjunto de emociones necesita una vía de escape que puede consistir, por ejemplo, en una serie de síntomas físicos y psíquicos. Estos síntomas restan tranquilidad al periodo de gestación, pero son necesarios e indispensables incluso en el caso de que las tensiones internas sean tan fuertes que puedan llegar a alterar el desarrollo del embarazo.

Me alegra pensar que, de aquí a unos meses, tendré un hijo al que podré dedicar todo mi tiempo y al que podré entregarme por entero. ¡Podré ocuparme de un niño sin que nadie se entrometa! Creo que no tendré especial dificultad en cuidarlo, porque cuando estudiaba en la universidad hacía de canguro y aprendí todo lo que hace falta saber para cuidar un bebé. Era un trabajo que me gustaba mucho. Ahora, siempre que puedo, me encanta estar con mi ahijada. Es una niña mexicana de casi un año, adoptada, más bien pequeña y rechoncha, con la tez muy morena y los ojos y el cabello muy oscuros. Su aspecto es un poco distinto al nuestro, de modo que se ajusta parcialmente a los cánones estéticos a los que estamos acostumbrados. Es tan dulce, cariñosa y blandita que entran ganas de estrujarla y mimarla. ¡Cuánto me gustaría que mi hijo fuera así!

La representación del feto/niño

La mujer vive el embarazo acompañada por una representación imaginaria del futuro bebé, más parecida a un niño de meses que a un embrión o un feto que se está formando. Para Lara, que afirma que le gustan los bebés desde que era niña, la representación del futuro hijo está ligada a la imagen infantil de su primito, el primer niño que despertó en ella sentimientos maternos, y a la imagen actual de su ahijada mexicana.

En efecto, ambos se hallan en un contexto en el que se canaliza todo su afecto y su cariño.

Desde que estoy embarazada, la imagen que tengo de mi hijo no es como realmente debe ser ahora, un esbozo de pocos milímetros de longitud, sino como si ya hubiera nacido, redondito, más parecido a un niño de meses que a un embrión de formas indefinidas.

La imagen en que se detiene mi pensamiento surge claramente desde el fondo de mí misma, en donde se había formado mucho antes del inicio del embarazo. Es una imagen basada en muchos recuerdos desenfocados entre los que emerge el de mi muñeco preferido cuando era niña. No me gustaba jugar con las muñecas porque las encontraba demasiado cursis, con sus vestidos de puntilla y sus cabellos llenos de bucles. Era mucho más divertido jugar con un gran muñeco que me había traído mi padre al regresar de un viaje que me había parecido larguísimo, aunque en realidad sólo había durado tres días. Ciertamente, es verdad que el tiempo en sentido objetivo no existe, sino que depende de la intensidad con la que se echa en falta algo o a alguien.

El retorno a la infancia

Era un muñeco con la cara mofletuda, el cabello rubio y rizado, y unos grandes ojos azules. Ahora mismo, mientras poco a poco reconstruyo mentalmente los rasgos de su rostro, me pregunto si lo describo a él o me estoy describiendo a mí misma, tal como me veo en mis primeras fotografías. Desde que estoy embarazada las miro a menudo porque creo que mi niño probablemente no será muy diferente a como yo era de pequeña. Miro mis fotografías para familiarizarme con este pequeño ser que llevo dentro de mí, para conocerlo mejor y, al mismo tiempo, para saber mejor quién fui yo, ya que ahora no recuerdo nada.

Como hemos dicho anteriormente, es típico que la mujer embarazada imagine, desde el inicio de la gestación, el embrión/feto con el semblante de un niño ya formado, con rasgos físicos y psíquicos definidos: el sexo, el color de los ojos y del pelo, el carácter, etc.

Igual que ocurre en la imaginación materna, las imágenes que envuelven el embarazo niegan la realidad del feto: efectivamente, en lugar de aparecer representado tal como es, se le atribuyen los gestos y la mímica de un niño que ya ha nacido.

Cuando Lara intenta poner un rostro a su hijo piensa en imágenes infantiles (el muñeco) y actuales (la ahijada), pero la descripción del muñeco que le había regalado su padre le conduce a la imagen de sí misma cuando era niña.

Podemos decir, por tanto, y esto es válido también para el hombre, que traer un hijo al mundo constituye una tentativa de sumergirse en el contexto de la propia infancia, para realizar ciertos deseos que se remontan a aquella época y que resurgen en la persona adulta.

Desde este punto de vista se comprende mejor el orgullo y la satisfacción que siente un padre o una madre cuando le dicen que su hijo se le parece, que es su vivo retrato. El niño, por lo menos durante la primera época de la vida, es una parte integrante del adulto; juntos se funden en una identidad única que busca las mismas satisfacciones y en la que laten los mismos deseos.

Cada vez que echo un vistazo al álbum me doy cuenta de que la imagen que observo corresponde sólo en parte a la que tengo de mí misma. Me cuesta reconocerme en aquella niña graciosa, de rasgos regulares y con los ojos ligeramente almendrados. Mi madre siempre me ha dicho que, cuando tenía meses, era una niña muy mona. Cuando íbamos a pasear, siempre había alguien que me hacía cumplidos.

Pero, ¿y antes? ¿Cómo era los primeros días? Conservo pocas fotos en donde salgo en el hospital y cada vez que se lo he preguntado a mi madre, siempre me ha contestado con evasivas: «¡No tan guapa como fuiste después!»

Nunca me ha dicho explícitamente que fuera fea, pero en su respuesta siempre me ha parecido captar que cuando me vio por primera vez se llevó una desilusión, porque era diferente a como ella habría querido que fuera. ¿O quizá soy yo la que siempre ha pretendido ser aceptada todavía con más cariño que el que he recibido?

QUIERO UN HIJO (ENTREVISTA CON CAMILA)

—Tener un niño, ¿es un deseo reciente o siempre lo has tenido?
—A los seis años tenía cuarenta muñecas. ¡Menudo trabajo! Yo distribuía el tiempo para atender a todas con la meticulosidad de una justicia maternal infalible. Después de cambiar de opinión mil veces, había elegido un nombre para cada una de ellas y les había atribuido, a cada una y con todo detalle, un carácter y una voluntad, una forma de comportarse, unas necesidades que incluían los gustos alimentarios, las horas de sueño y los juegos preferidos. A los quince años me pasaba horas delante del espejo con una almohada debajo de la blusa para ver cómo me quedaba «el barrigón». Más que un deseo, era mi pasatiempo, la forma de dejar que mis ideas vagaran hacia el futuro.

—¿A qué edad dejó de ser un juego?
—Me casé el año pasado, a los veintitrés, una vez licenciada (era la única condición impuesta por mis padres: «primero tienes que acabar los estudios»). Al segundo mes de matrimonio derramaba lágrimas porque no me quedaba embarazada. ¿Exageraba?

Quizá se trataba de una necesidad infantil de reafirmación, aunque también de normalidad. La prisa por dar un sentido, por cumplir con un deber. Yo nunca pensé que de mayor sería médico, maestra o abogada. Simplemente pensaba en formar una familia, en cuyo seno me sentiría realizada.

—*Entonces, ¿por qué una licenciatura en Derecho, si nunca has tenido la idea de trabajar?*
—En mi casa, la carrera era una etapa que se daba por hecha, una meta obligatoria. Me matriculé en la universidad porque era buena estudiante. Mis padres no habrían aceptado una opción diferente y yo, por mi parte, estaba capacitada para hacerlo. Y, sin embargo, me moría de ganas por terminar los estudios e ir a vivir con Paolo. Hice los cinco últimos exámenes en un solo día. ¡Una auténtica locura! Recuerdo las noches que pasé estudiando, la confusión, el sueño, pero también la ligereza de aquel periodo. ¡Había tanto entusiasmo en aquella fatiga! Había una especie de heroísmo ciego, sobreexcitado: estaba haciendo algo importante y lo hacía para mí.

—*¿De qué manera el deseo tan prioritario de tener un hijo ha condicionado la relación con tu marido?*
—Es bastante difícil de explicar. Paolo es mi fuerza, mi debilidad, mis sueños, mi presente, el único futuro que soy capaz de imaginar, es todo lo que tengo. La primera vez que hice el amor con él no fue ni bonito (de la forma en que normalmente se entiende por bonito) ni fácil. Simplemente noté que sería para siempre. Yo estaba allí y no habría deseado estar en ningún otro lugar. Nunca más. Instintivamente pensé en *darle* un hijo; fue un deseo automático. A partir de entonces, cada vez que hacíamos el amor presentía que podía suceder, que allí había una ocasión de vida, entre nosotros o a través de nosotros, y que juntos podíamos concretarla. Quede claro que detesto el sexo «en función de»: me parece reductivo —e incluso un poco humillante—programar los días y las horas del amor en función de la fecundidad, de los ciclos hormonales, de las mayores o menores probabilidades de quedarse embarazada. La idea de un hijo siempre ha dado a nuestra relación un contenido de fuerza, no un ritmo, ni tan siquiera ha sido un objetivo. Era simplemente algo que podía ocurrir...

—*Y finalmente ocurrió: quedaste embarazada y en la primera eco-grafía te enteraste de que no esperabas un hijo, sino gemelos.*

—Quizá la noticia hubiese tenido que causarme sorpresa, agitación o incluso me hubiera tenido que asustar. Yo, en cambio, la acogí con mi habitual entusiasmo irresponsable. Es curioso, pero no sentí estupor tan siquiera. Me sentí instantáneamente madre de dos hijos. Mi ginecólogo se esforzaba por tranquilizarme y me daba sabios consejos y yo le miraba divertida. No tenía ninguna necesidad de que nadie me tranquilizara. Era algo inesperado, pero totalmente natural.

—*¿Cómo reaccionó tu familia ante la noticia?*

—Mi marido con su habitual flema e imperturbabilidad, con su enfoque organizador: «Tenemos siete meses para encontrar una casa más grande...», «tendremos que decirles a Alejandra y a Kike que nos cuenten cómo lo hicieron ellos cuando tuvieron a los gemelos el año pasado...». Justamente la reacción que yo había previsto. Mi madre fue quien dio la sorpresa. Cuando le dije que estaba embarazada, fui objeto de una especie de expansión afectiva incontenible.

—*Bastante normal para una madre...*

—No en el caso de la mía. Yo he vivido una infancia alegre, tranquila, con mucho amor, pero no con gestos de cariño. Mi madre me decía a menudo que me quería, pero no recuerdo que me abrazara durante más de un minuto. La primera vez que intenté tocarle el cabello, me apartó la mano porque no quiso que la despeinara.

En sus demostraciones de afecto había una especie de falsedad. Se le notaba que se esforzaba. Cualquier manifestación de cariño le salía un poco frenada, severa, áspera. El embarazo trastornó nuestra relación. Inesperadamente se inició un diálogo hecho de contacto, de caricias, con un componente más físico que de palabras. Hasta aquel día, yo me había sentido comprendida y apoyada por mi madre sólo *intelectualmente*. Era una relación cerebral. Ahora he aprendido que entre nosotras hay una intimidad. Esta proximidad, tan femenina, filial, y a la vez tan adulta, es el verdadero descubrimiento de la maternidad.

—¿Cómo crees que será la vida con dos gemelos?
—En el colegio salí con un chico que tenía otro hermano gemelo. Era un tipo especial, divertido, exuberante, hiperactivo, soñador. Conocer a su hermano me impactó profundamente. Físicamente, era igual, la copia perfecta; desde el punto de vista del carácter, era como el negativo de la foto: en donde uno era blanco, el otro era negro, con un contraste nítido e inquietante. Esto me da un poco de miedo. Tengo la impresión de que el parecido físico obliga a insistir en la diferenciación de la individualidad, de manera casi patológica. Siempre hay uno de los hermanos que sale perdiendo en esta carrera por la diferenciación. Es difícil definir una identidad separada del otro y que, al mismo tiempo, se refleja siempre en él.

—¿Has conocido otros gemelos?
—Este año asistí, estando todavía embarazada, a un certamen celebrado en Italia y dedicado a las parejas de gemelos, el European Twins Festival. Viajé en tren hasta Rimini, ¡toda una epopeya! Fue una experiencia divertida, curiosa, pero también un poco irritante y, sobre todo, sin ninguna utilidad. Estaban los más numerosos (cinco homocigotos), los de menos peso, los más pesados, los más longevos, los «telepáticos»... Viéndolos así, todos juntos, daba la impresión de ser un festival de «increíble, pero cierto». Regresé a casa con la desagradable sensación de haber estado en una feria. No quiero ver a mis hijos como un fenómeno. El hecho de que nazcan al mismo tiempo no los hace ser diferentes ni especiales.

—¿Crees, sin embargo, que la madre de dos gemelos tiene que ser especial, que debe desarrollar alguna cualidad o habilidad particular o que, de alguna manera, es «más mamá» que las otras?
—Quiero esforzarme en notar rápidamente sus gustos, sus preferencias y sus diferencias, y aprender a valorar estas. Aunque resulte paradójico, creo que es un error que una madre diga que quiere a sus dos hijos de igual manera. Yo *haré diferencias* entre mis hijos. Daré a cada uno un peso y un respeto, por decirlo de algún modo, específico. Además, no tengo ninguna intención de vestirlos igual, de peinarlos igual o de mirarlos de la misma manera; y tampoco pensaré que quieren comer lo mismo o hacer las mismas cosas.

Mis apuntes del primer mes

Quedarse embarazada

La incredulidad

Cuando me enteré de que estaba embarazada, casi no me lo creía. Hacía meses que esperaba este día y no llegaba nunca. Una vez tuve un retraso bastante largo y ya me había hecho ilusiones; además, el test del embarazo había salido positivo. ¡Pero cuál fue mi desilusión cuando al día siguiente me vino la regla! Durante un tiempo vivía cada ciclo con ansiedad y tensión, y la menstruación me provocaba una profunda sensación de desconsuelo. Temía la posibilidad de no poder tener hijos, de ser diferente de las otras mujeres. Me daba miedo ser estéril, estar enferma.

Le pedí a mi ginecólogo que me hiciera pruebas, pero él me aconsejó que esperara todavía un tiempo. En su opinión, el problema era que yo vivía con tanta tensión el deseo de tener un hijo, que algo se bloqueaba en mi interior y me impedía tenerlo.

Me quedé embarazada cuando dejé de obsesionarme. Me distraje. Fue una época en la que mi cabeza estaba ocupada con otros pensamientos: por un lado, empecé una actividad nueva e interesante y, por otro, planeaba un viaje a la India, un país que quería visitar desde hacía mucho tiempo.

Estaba tan lejos de pensar en el embarazo, que cuando sentí las primeras náuseas ni siquiera consideré la posibilidad de estar esperando un hijo. Pensé que quizás había comido algo que me había sentado mal. Tanto es así que fui al médico. No hace falta explicar la felicidad que sentí cuando este, después de valorar los síntomas, me aconsejó realizar un test de embarazo y pedir hora al ginecólogo porque, en su opinión, mi malestar era el típico de una mujer encinta.

Intentos de programación del embarazo

En nuestra sociedad se tiende cada vez más a programar la concepción de un hijo para lograr que nazca en el momento en que los padres cuentan con una mayor disponibilidad, buscando ofrecerle unas condiciones de vida mejores. Sin embargo, se olvida que la fecundación depende del encuentro de un óvulo y un espermatozoide, y que el desarrollo o la interrupción de la gestación dependen en gran parte de factores no programables, ajenos a la voluntad. Hay mujeres que se quedan embarazadas incluso utilizando algún método anticonceptivo y otras, en cambio, deben esperar durante un tiempo que se les hace larguísimo.

En este último caso puede surgir el fantasma de la esterilidad. La mujer que no es capaz de concebir un hijo teme no estar sana, y solicita que le hagan análisis y pruebas, algunas de las cuales son dolorosas. Lo único que le importa es alcanzar su objetivo. A veces llega incluso a pedir información sobre la fecundación artificial, que representa la última posibilidad de colmar su deseo de ser madre.

La esterilidad temporal se debe, más que a factores orgánicos —que tienen una baja incidencia estadística—, a conflictos psíquicos ajenos a la consciencia de la persona, ya sea porque se remontan a una parte olvidada de la infancia o porque tienen una fuerte carga de ambivalencia que no se es capaz de afrontar y controlar en determinados momentos de la vida.

Todo ello origina una imposibilidad de concebir que, a pesar de causar dolor (porque no permite la realización del deseo consciente de tener un hijo), constituye una forma de defenderse de algo que en ese momento resultaría especialmente peligroso.

Para Lara, el inicio de la gestación tiene lugar cuando deja de obsesionarse, cuando inconscientemente desplaza hacia otro punto los conflictos profundos que impiden que el deseo se haga realidad.

Casi como si quisiera protegerse de una nueva desilusión, a Lara le coge por sorpresa la noticia del embarazo, hasta el punto de no identificar los síntomas típicos que lo acompañan.

Será el médico quien le desvele el secreto que en el fondo conoce bien. Esta situación se produce en muchos casos de embarazo, y muchas veces la mujer necesita una respuesta científica para darse cuenta de su estado, aunque los síntomas sean evidentes.

La figura del especialista en obstetricia

La necesidad por parte de la mujer gestante de contar con la opinión del médico refleja la importancia que tienen para ella las figuras del ginecólogo y del especialista en obstetricia durante todo el embarazo. Con la constatación del estado, el médico lo hace real, lo convierte en objeto de sentimientos a veces contradictorios, entre los cuales predominan la alegría y la esperanza, o el miedo y la ansiedad, o la rabia y el rechazo. El médico, mostrando una actitud confiada y motivadora o, por el contrario, autoritaria y conminatoria, juega un papel equivalente al del padre con respecto al hijo. La relación entre el médico y el paciente, que se crea en este momento tan especial, reactiva las experiencias de satisfacción y de frustración propias de la infancia.

LA HORA DE DECIDIR
(ENTREVISTA CON MARZIA)

—En tu opinión, ¿qué significa tomar la decisión de tener un hijo, hoy en día, para una mujer de treinta años?
—Una maternidad responsable: es la gran libertad de mi generación. Puedes decidir cuándo y con quién. Puedes decidir el momento, establecer las condiciones, la conveniencia. Puedes aplazar el deseo, o incluso la duda («¿quiero o no quiero tener un hijo?»). Es una responsabilidad enorme. Dar o no dar la vida depende sólo de ti y de aquella píldora que tomas todos los días, que te da terror olvidar y que es tu inseparable compañera de viaje. El rescate de tu independencia, la síntesis química de un

derecho. Hace falta determinación: ¿cómo se logra superar el sentimiento de culpa que desencadena?

—*¿No es más bien asumir una responsabilidad? En lugar de confiar en el azar (o en la naturaleza), se confía en la decisión razonada de un adulto...*
—Pero, seamos sinceros: ¿quién, sin un poco de inconsciencia, sin dejarse llevar por un impulso, emprendería semejante aventura? ¿Quién lo haría, sin aquellas ganas de hacer algo, sólo por el gusto de sentir que se puede, que es posible? ¿Quién está en condiciones de afirmar que quiere un hijo desde una perspectiva puramente racional, teniendo en cuenta todos los riesgos y todas las consecuencias de un cambio sin retorno? Pues bien, dejar de tomar la píldora es un acto totalmente consciente y voluntario.

—*¿Cuándo diste tú este paso?*
—Cuando cumplí treinta y cuatro años. Había alcanzado lo que se dice una situación de estabilidad. Llevaba cinco años de matrimonio, era directora de mercadotecnia de la empresa, estaba haciendo reformas en «la casa de mis sueños»... Me sentía bien, pero no realizada totalmente. Tenía mucha energía y me dedicaba a una serie de actividades superfluas, pero a las que no podía renunciar: yoga, cine con las amigas, squash con mi hermano Sergio, curso de Internet, una hora a la semana de conversación en inglés, masaje. Empecé a darme cuenta, cada vez con más claridad, de lo vacuo que era todo este trajín. A fin de cuentas, ¿qué estaba construyendo? Durante cinco años, todos los meses de mi vida eran iguales. De hecho, tenía una agenda no para recordar las citas, sino para conservarlas en la memoria. Si el fin de semana alguien me preguntaba qué había hecho, por ejemplo, el lunes o el martes, yo tenía que consultarlo en la agenda. ¿Cómo es posible que tanta hiperactividad y tanto gasto energético fuera tan poco significativo? Y, sin embargo, tenía la sensación de no disponer de un solo minuto libre.

—*¿Un hijo para llenar un vacío?*
—No, un hijo para hacer algo importante, algo por lo que mereciera la pena cansarse y caer rendida por la noche.

—*¿Nunca antes lo habías pensado?*
—Pensaba mucho en ello cuando era una muchacha, cuando tenía quince o dieciséis años, pero era una especie de sueño abstracto. Imaginaba que viviría en una casa en el campo con cuatro hijos, un perro, un jardín enorme (naturalmente lleno de flores, aunque a mí se me mueren hasta los geranios en el balcón), una cocina siempre llena, una vida al estilo de las películas americanas. Luego, cuando por fin podía materializar estas fantasías, empecé a dejarlo para más adelante. Había tiempo. Siempre había tiempo.

—*¿Cuándo dejó de haber tiempo?*
—Pues cuando me dije que había llegado el momento de pensar en serio en tener no cuatro, sino un hijo. Tardé tres meses en dejar de tomar la píldora. Algo me retenía: no era miedo; era una especie de pudor. En cierta manera, me preguntaba: ¿puedo pedirle esto a la vida? Con el miedo de obtener un no por respuesta. Ya tenía muchas cosas, muchísimas. Me había otorgado el derecho de decidir y programar mi historia, y todo me había salido siempre bien (naturalmente trabajando y esforzándome en que todo fuera en la dirección deseada). Me había licenciado y había tenido que trabajar como una loca para obtener el cargo que actualmente ostento. He llegado exactamente donde quería. Estuve soltera durante un tiempo indefinido (nunca había aceptado el compromiso de un amor tibio, de una historia a medias: la típica historia del querer y el poder), y ahora comparto la vida con un hombre a quien adoro. Mi vida es una vida con muchos problemas, llena de esfuerzo, construida con una obstinación titánica, pero siempre he alcanzado la meta propuesta. ¿Y ahora pretendo tener un hijo?

—*Quizá no se puede exigir, pero ¿por qué negarse a desearlo?*
—Naturalmente lo he deseado. Es más, lo he querido con todas mis fuerzas. Durante dos años lo he estado esperando y lo he buscado con todos los medios. Han sido dos años de médicos, de pruebas, de análisis, de hormonas. Dos años de psicoterapia, de preparación, de homeopatía, de acupuntura. Dos años de tentativas y de preguntas, siempre las mismas, cada vez más obsesivas y repetitivas.

—*Fivet, gift... para ti son nombres familiares, etapas de una bús-queda. ¿Qué ha significado para ti entrar por primera vez en una clí-nica de reproducción asistida?*
—Había leído *Los laboratorios de la felicidad*, de Carlo Flamigni. Un buen título para un libro que en realidad es la historia de un calvario mínimo cotidiano, de pequeñas frustraciones y ninguna batalla heroica. En estos centros tienen la virtud de hacer que todo parezca perfectamente normal y posible. Existe una rutina ante la incapacidad de procrear que, en lugar de aliviarte, te hace sentir como un juguete roto, como un mecanismo mal diseñado o atascado. Tienes que enfrentarte a algo así como una conexión averiada. Es como si tu identidad estuviera coja y te pusieras en manos del mejor ortopédico del mundo. No para volver a ca-minar, sino para tener una prótesis milagrosa. Y lo que yo quería era *el* milagro, no la prótesis.

—*Dos años de fatigas, físicas y psicológicas, que han quedado en el re-cuerdo, visto que ahora esperas un niño.*
—Sí, estoy embarazada. Todavía me emociona decirlo. El simple hecho de decir «estoy embarazada». Pero no quiero recordar, es-tos dos últimos años son sólo pasado, son el ayer, no forman parte de la memoria. Me explico: si ahora tuviera que hacerlo otra vez, pues lo haría. Volvería a iniciar aquel agotador proceso. No quiero pensar en este niño que llevo dentro como si fuera una conquista. Toda mi vida ha sido una conquista. Ser madre para mí ahora es un regalo, una abundancia de destino sin mérito y sin condiciones. Nada ha dependido de mí. No hay trofeo alguno. Mi hijo es una maravillosa e inesperada sorpresa.

Mis apuntes del segundo mes

Síntomas de la gestación

Las náuseas

Estar embarazada me parecía algo maravilloso y al mismo tiempo increíble. Aceptaba gustosamente los síntomas, incluso las náuseas de las primeras semanas. Era sólo un estado físico que me permitía darme cuenta de que realmente estaba esperando un hijo. Algunos días, pese a encontrarme perfectamente, estaba preocupada. Dudaba si todo funcionaría correctamente en el embarazo. Por lo general, los síntomas se presentaban al despertar, con una sensación de náuseas al ingerir cualquier tipo de alimento. Comidas que antes del embarazo me gustaban, en aquel periodo me repugnaban hasta tal punto que, a veces, no comía nada, con lo cual no hacía más que empeorar la situación porque con el estómago vacío todavía tenía más ganas de vomitar. Y yo evitaba hacerlo porque tenía miedo de dejarme ir.

Todo el mundo sabe que al principio del embarazo (y en algunos casos durante todo el proceso) la mujer puede sufrir problemas intestinales, en especial náuseas y vómitos. Pero pocas personas se preguntan cuál es el nexo entre la gestación, que tiene que ver con el aparato reproductor, y los síntomas, que están relacionados con el aparato digestivo. Las posibles respuestas pueden ser una ayuda para la gestante, porque conociendo el origen de sus malestares, puede aceptarlos con más serenidad.

Desde el punto de vista médico, el problema tiene su origen en la elevada cantidad de hormonas generadas por el organismo de la mujer a partir del momento de la fecundación, que intensifican los movimientos peristálticos del intestino. Esto explica que la aparición de los típicos trastornos sea sinónimo y garantía de que la gestación sigue su curso.

Desde el punto de vista del embrión, para obtener la respuesta tenemos que remontarnos a la fase de indiferenciación que caracteriza al óvulo durante las primeras semanas de vida: los aparatos digestivo y reproductor no adquieren características precisas y bien diferenciadas hasta el vigésimo quinto día a partir de la fecundación.

La persona conserva signos olvidados e imborrables de este periodo intrauterino. En la mujer estos signos se reactivan, y tienen como consecuencia la supresión del tiempo transcurrido entre la gestación de su propia persona y la gestación que ella está llevando a cabo. Ello da lugar a la confusión de los dos aparatos, de modo que, en algunos casos, el trastorno creado por la fecundación se manifiesta a través del otro aparato.

El futuro bebé, por mucho que haya sido deseado, no deja de ser un conjunto de células diferentes a las de la madre, porque está formado por la fusión de un óvulo y de un espermatozoide, una mezcla extraña de la que el útero se defiende con tentativas de rechazo y de expulsión; son mecanismos que se manifiestan con mayor o menor intensidad, y que la mujer vive sin saberlo, sin darse cuenta y sin tener ninguna posibilidad de influir en ellos. Estos mecanismos varían según la constitución psicobiológica de la futura madre y pueden ser: fisiológicos (a través del sueño), patológicos (directamente mediante el aborto o indirectamente con la manifestación de síntomas como los trastornos intestinales) y, finalmente, psíquicos (angustia, fobias, obsesiones...).

La mujer que desea mucho tener un hijo tiene más capacidad de aceptar el malestar causado por las náuseas y el vómito, porque sabe que el hecho de que se produzcan estos síntomas le puede evitar abortar, ya que estas molestias son una forma de descargar la tensión ligada a la situación de conflicto, tanto en el plano psicológico como físico.

Los vómitos

Una vez, mientras intentaba comer con desgana un trozo de hígado, no pude controlarme y me puse a vomitar. No recuerdo nada más de aquel momento. Por un instante, que me pareció una eternidad, tuve la sensación de que mi cuerpo había perdido el contacto con el exterior. Me encontré tumbada en un sofá, sudando, alterada, con mi madre al lado tranquilizándome. Había ocurrido lo que estaba temiendo y que hasta entonces había estado intentando evitar. Pero la sensación era de alivio, de relajación, y entonces me pregunté por qué antes me había esforzado tanto en no vomitar. ¿Quizá para obligarme a permanecer en ayunas todo el día? Porque yo, al igual que todas las mujeres embarazadas, temía que el aumento de peso acabara irremediablemente con mi silueta.

El miedo a vomitar me traía a la memoria muchos recuerdos de infancia en los que el vómito había sido un síntoma recurrente. En una época de la niñez sufrí crisis de acetona y había tenido que seguir una dieta bastante estricta. Yo era tan golosa que me negaba a admitir que ciertos alimentos pudieran perjudicarme, y los comía ávidamente sin ser vista por los mayores. Recuerdo, por ejemplo, que un día mi abuela me regaló una caja de chocolatinas: la escondí en mi habitación y me las zampé en cuestión de horas. Cuando sabía que en casa había dulces, mientras mi madre estaba fuera, registraba todos los armarios hasta dar con ellos y los devoraba sin controlarme. Naturalmente, acababa encontrándome mal y estaba obligada a confesar la travesura. Lo peor de todo es que al malestar físico se le añadía la regañina de mi madre que, en lugar de cuidarme amorosamente, como a mí me hubiera gustado, me hacía sentir peor diciéndome que lo tenía bien merecido.

El vómito era la expresión de mi culpabilidad y casi mi condena. Me dejaba dolor de cabeza, náuseas, una fuerte debilidad y, sobre todo, una madre muy enfadada porque había vuelto a desobedecer.

Durante el embarazo el vómito fue un episodio que no tuvo nada que ver con la comida. Incluso llegué a vomitar durante la comida, e inmediatamente fui capaz de seguir comiendo como si nada hubiese ocurrido. En este caso, mi malestar no tenía ninguna connotación negativa y, sobre todo, no me hacía sentir culpable. En lugar de hacerme sentir mal, me quitaba aquella sensación de náusea que era mucho más opresora y difícil de sobrellevar.

Es interesante observar que, cuando Lara explica cómo ha vivido una situación típica del embarazo, reaparece, y no por casualidad, la figura de la madre de quien había hablado anteriormente. En esta narración, recuerda otros aspectos que hacen que la figura materna esté más presente y sea más gratificante.

El predominio de los elementos de rivalidad o de amor con respecto a la madre condiciona el transcurso del embarazo y determina la aparición de numerosos síntomas, que cumplen la función de compromiso entre los deseos de la primera infancia, principalmente edípicos, y el sentimiento de culpa que se asocia a ellos.

Para Lara esto se materializa a través del vómito. De hecho, si se analizan las defensas que han sido erigidas para ocultar la situación, se ve que los sentimientos de culpa, vividos durante la niñez por haber desobedecido y haber concedido unas satisfacciones al paladar, disfrazan los sentimientos de culpa, ligados al deseo edípico de eliminar a la madre-rival para pasar a ser la esposa del padre.

Durante el embarazo, el vómito se produce en una atmósfera muy diferente a la de la infancia, porque la madre ya no castiga, sino que ayuda. Y a pesar de que «no tenía ninguna connotación negativa», como dice Lara sin darse cuenta del alcance de su afirmación, «sigue siendo un episodio que no tiene nada que ver con la comida», precisamente porque está relacionado con la reaparición de una situación mucho más profunda y misteriosa, es decir, de una época remota de su desarrollo infantil de la que no conserva ningún recuerdo.

La figura del especialista en obstetricia

Gracias a mi problemática alimentaria, especialmente en la primera etapa del embarazo, aumenté muy poco de peso. Me producía una gran satisfacción ver que la aguja de la báscula apenas subía y recibir las felicitaciones del ginecólogo, que en cada visita me repetía que no debía engordar más de diez kilos. Yo no me comportaba como algunas de sus pacientes que, con la excusa de estar embarazadas, se abalanzaban sobre la comida, justificando su glotonería con el pretexto de que engendrarían un niño sano y fuertote. Me hacía gracia que me alentara a seguir esforzándome porque, en realidad, no se trataba de voluntad por mi parte, sino que simplemente me dejaba llevar por mis deseos. Al final del embarazo eché en falta el clima sereno y distendido que reinaba en las primeras visitas. Engordé doce kilos y el médico ya no me trataba como a una mujer sensata, sino como a una niña glotona.

Con el peso, llegué incluso a engañarme; en lugar de pesarme en la báscula de la consulta, lo hacía en casa, con el pretexto de tomar siempre el peso por la mañana, en ayunas, desnuda, pero en realidad era porque en mi báscula pesaba un poco menos.

En este fragmento tenemos en primer plano la relación entre el especialista en obstetricia y la mujer embarazada como una repetición de la relación padres-hijo. En este caso existe también la misma carga de ambivalencia, proyectada en el médico, y los mismos subterfugios infantiles para evitar ser regañada.

Los «antojos»

A partir del momento en que he perdido el miedo a vomitar y he superado las náuseas, he recuperado el placer de comer. Es más, a veces siento un deseo incontenible de comer algo concreto y he de salir a la calle a comprarlo. Sin embargo, a pesar de sentirme muchas veces obligada a concederme algún capricho alimentario, no me he dejado nunca arrastrar por la glotonería de la infancia, de modo que no he engordado demasiados kilos.

Aquí Lara menciona los célebres «antojos» de la embarazada, que no son más que unas ganas intensas de comer algo en particular, que se manifiestan repentinamente y que en muchos casos hacen que la mujer se apresure a satisfacerlas. Según un dicho popular, si no se cumple el antojo y se toca a la mujer en una parte del cuerpo, el niño tendrá una mancha en aquella misma parte y del color de la comida deseada.

Como ya se ha explicado con referencia a los síntomas relacionados con el aparato digestivo, también el origen de los antojos es inherente al conflicto más o menos intenso que marca la relación entre madre e hijo. Para algunas mujeres, la agresividad canalizada hacia el futuro bebé se transforma en el sentimiento opuesto, es decir, en un amor excesivo orientado a la aceptación. Este deseo es involuntariamente trasladado hacia la comida, que en el subconsciente equivaldría al niño y, en particular, hacia aquellas comidas con las que se ha tenido una relación más o menos conflictiva.

> De vez en cuando todavía vomito, por la mañana al despertarme o también durante el día. Ahora ya estoy acostumbrada a esta situación y la acepto como si fuera algo normal. En mi cabeza, desde niña, el embarazo, la náusea y el vómito han sido siempre equivalentes. Recuerdo que cuando mi tía estaba encinta a veces decía que no se sentía bien y que tenía náuseas; de pronto se levantaba y se encerraba en el baño. Yo oía ruidos extraños que me asustaban y, aunque ella me había explicado cuál era la causa de su malestar, yo me obstinaba en no entender lo que estaba sucediendo y por mi cabeza pasaban terroríficas y angustiosas fantasías.

La tía «sustituta» de la madre

Los recuerdos sobre el embarazo de la tía acceden antes y más fácilmente a la consciencia de Lara que los recuerdos sobre el embarazo de la madre, porque son más recientes y, sobre todo, porque provocan menos angustia, ya que tienen una carga de conflictividad menor. A través de ellos, Lara puede acceder a los otros, más lejanos y censurados.

> Pensándolo bien, seguro que ya había presenciado situaciones de este tipo durante una estancia en la costa, cuando mi madre vomitaba y no podía llevarme a la playa. En aquellos días me había anunciado la llegada de un hermanito o una hermanita, que

debería dormir durante un tiempo dentro de su vientre; por esta razón a veces se sentía un poco mal. Yo tenía que portarme bien, dejarla tranquila, no exigirle demasiado tiempo y no cansarla.

Los celos entre hermanos

Naturalmente, yo estaba muy celosa de este nuevo personaje que estaba a punto de llegar y, a pesar de haberlo deseado mucho, me preguntaba para qué necesitaba mi madre otro niño, puesto que ya me tenía a mí. ¿Acaso no tenía suficiente conmigo? ¿O es que ya no le gustaba? En algunos momentos casi me alegraba de lo que le ocurría, y me justificaba pensando que si se hubiese contentado conmigo, no le estaría pasando esto. Todos estos pensamientos me generaban un gran sentimiento de culpa: yo, que necesitaba tanto a mi madre, no podía ni debía desearle ningún mal.

La primera vez que mamá me habló del bebé estábamos en una tienda, en donde habíamos encontrado a mi amiguita María, con su hermano de pocas semanas. Al verlo tan mono y tan pequeño, empecé a lloriquear y a pedir a mi madre que me comprara uno a mí también. Ella me respondió que pronto tendría uno, porque dentro de su vientre ya estaba creciendo un hermano o una hermana. Recuerdo que la noticia me fue comunicada con voz un poco brusca y temblorosa, casi perentoria, y que bloqueó todas las preguntas que se estaban formando en mi cabeza: ¿cómo había entrado aquel niño dentro de mamá?, ¿cómo saldría?

Inmediatamente me di cuenta de que aquel no era ni el lugar ni el momento adecuados para afrontar el tema. Sin embargo, el disgusto que sentí en aquella ocasión me condicionó hasta tal punto que después no me atreví a pedir explicaciones.

La importancia de los aspectos no verbales de la comunicación

Lara expresa el disgusto experimentado cuando era una niña al enterarse de que iba a tener un hermano, y lo atribuye a la manera como se lo planteó su madre. Dice que el tono de voz rápido, y que dejaba entrever una cierta ansiedad, le impidió hacer preguntas y aclarar ciertas cuestiones, que durante mucho tiempo permanecieron sin resolver, envueltas en una especie de misterio.

Sin poder emitir un juicio sobre cómo se desarrolló aquel episodio, ya que el mundo afectivo de la narradora puede haber alterado los hechos, debemos recordar que la comunicación se basa no sólo en las palabras, sino también en elementos no verbales (los gestos, la mirada o el tono de voz), que el niño percibe desde su más tierna edad. Si el tema está relacionado con la sexualidad, la decodificación de los mensajes inhibe o estimula su deseo de saber más. Al adulto le puede resultar difícil dar una información objetiva y neutra sobre el sexo porque, a menudo, a través de canales no verbales le comunica y le transmite sus propios tabúes, los mismos que se esfuerza en desmentir con las palabras.

Teorías sexuales infantiles

Al ir creciendo, estas cuestiones me seguían aflorando en la mente y buscaba las soluciones conversando con las amigas. La hipótesis más verosímil, a mi entender, era que el niño entraba en el vientre de la madre por la boca, ya que durante el embarazo la barriga crece igual que cuando se ha comido mucho y, además, en los cuentos a veces la reina da a luz después de haber comido bayas o algún misterioso preparado.

Por lo que respecta al nacimiento, recuerdo largas discusiones sobre dos teorías: que el «niño-comida» era expulsado como los excrementos del cuerpo de la madre o que era extraído tras cortar el vientre de esta. La primera teoría se basaba en una experiencia cotidiana, la defecación, mientras que la segunda tenía como origen el cuento de *Caperucita Roja*, en el cual el cazador hace un corte en el vientre del lobo para que salgan la abuela y la niña.

Por mucho que intentaba encontrar una explicación, me quedaban muchas dudas: ¿qué función tenía el padre? ¿Por qué motivo los hombres no podían tener hijos? Hubiera tenido que plantear todas estas preguntas a un adulto, pero no me atrevía. Además, había observado que cada vez que la conversación giraba en torno a un tema de esta índole, los adultos bajaban la voz, y yo me sentía excluida e invadida por una sensación de profundo malestar.

Aquí se mencionan las teorías de fecundación y de nacimiento que elabora la mente infantil a partir de los datos que le proporciona la experiencia. Para el niño, el interior del cuerpo está constituido por una gran cavidad que contiene indistintamente comida, niños y excrementos, cuya salida debe producirse a través de una única abertura que incluye ano, meato urinario y vagina.

Por tanto, para el niño no existe ninguna diferencia entre el aparato digestivo y el aparato genital, de modo que la fecundación y el parto se ponen a la misma altura que las acciones cotidianas, como comer y defecar.

Es interesante observar que esta lógica infantil, cuya simplicidad hará sonreír a más de uno, perdura en un estrato profundo en todos los individuos y condiciona situaciones a veces inexplicables. Sin ir más lejos, la equivalencia inconsciente que realiza la gestante entre los dos aparatos (reproductor y digestivo) confirma la tesis ya sostenida anteriormente de que las tentativas fisiológicas e involuntarias de rechazo del embrión se pueden manifestar, además de con el aborto, con los síntomas descritos del aparato digestivo.

EL CUERPO QUE CAMBIA
(ENTREVISTA CON SIMONA)

—*¿Cómo has vivido los primeros tres meses de embarazo, desde el momento en que supiste que estabas encinta hasta que sufriste las primeras alteraciones físicas?*
—Bien y mal. Bien, porque Antonio y yo deseábamos intensamente tener un hijo desde hacía un año. Parecía que no venía, de modo que iniciamos los trámites para adoptar uno. Consideramos que era la opción más natural: yo tengo un hermano adoptivo y en mi familia han tenido la tutela de dos chicos, en épocas diferentes. Nunca me planteé la posibilidad de seguir la vía de la reproducción asistida. Yo tenía muy claro que si no podía tener niños, ayudaría a uno. Sin embargo, justo al cumplirse el año, me quedé embarazada. Comuniqué la noticia a mis padres durante la Nochevieja. Para mí, el Año Nuevo empezó con un brindis, con abrazos, risas y llantos por la emoción.

Por otra parte, lo pasé mal durante esta etapa porque no podía sentirme peor. Fueron tres meses de náuseas y de insomnio.

—*¿Estabas preocupada o asustada?*
—Más bien sorprendida, y también desmoralizada. Nunca había oído hablar de embarazos difíciles. Pensaba que era un problema inexistente o, en cualquier caso, superado por los avances de la ciencia. Constantemente me repetía: «soy una mujer sana, joven, activa, hago deporte, no he tenido ningún problema de salud». Y, sin embargo, estaba destrozada. Me encontraba en un estado de debilidad crónica, extenuada, hasta el punto que me pasaba los fines de semana en la cama. En tres meses no salí de casa, no vi a ninguna amiga, no fui al cine. Mi único objetivo era sobrevivir, procurar dormir. Dormir, no deseaba otra cosa.

—*¿Seguiste trabajando?*
—Sí, y la verdad es que no sé cómo lo logré. Levantarse por la mañana era una pesadilla. Me despertaba con unas náuseas terribles y corría al baño a vomitar. Luego, con un gran esfuerzo, me vestía e iba al despacho. Todavía no había dicho que estaba embarazada, en parte por superstición (no debe decirse nunca antes de los tres meses) y en parte para evitar tensiones (y repercusiones). A pesar de lo que estipula la ley, una mujer que decide tener un hijo todavía está vista como una carga. Están obligados a mantenerte en tu puesto, pero las relaciones dentro de la empresa cambian automáticamente. Hacen que te sientas culpable. Yo quería retrasar al máximo aquel momento. Por esta razón, se me planteó otro problema, que era esconder los síntomas. Esto era bastante difícil, porque iba al baño cinco o seis veces al día, para vomitar a escondidas. Además, siendo fumadora empedernida, solicité el traslado de oficina. Quería evitar que el feto se formara en medio de los cigarrillos de mis compañeros de trabajo. La excusa de que había dejado de fumar no convenció.

—*¿Cómo afrontabas el problema de las náuseas?*
—Me aguantaba. Quiero decir que era una circunstancia que se repetía inevitablemente. Era un tipo especial de náusea, relacionada con los olores y con la vista. Bastaba muy poco para que se desencadenara. Yo no he creído nunca en los antojos, pero sí es

cierto que determinadas comidas me ayudaban a calmar el estómago. Comía mucho jamón y bastoncitos de cereales. Pero nunca fue una solución. Me consolaba pensando que estas náuseas tan repetitivas eran el signo de que estaba encinta y de que el embarazo seguía hacia delante.

—¿Nunca desaparecieron?
—El único lugar en donde la náusea disminuía, sobre todo por la mañana, y donde dormía mejor era en casa de mis padres, en el campo. Allí me sentía protegida, como en la «cáscara». Quizá fue la última vez que me sentí niña, la pequeña de la familia. Dentro de poco, todo aquel cariño se desviaría hacia mi hija.

—¿Cuánto duró el malestar?
—Al tercer mes, exactamente, la náusea desapareció como por arte de magia. De un día para otro, me desperté y me sentí perfectamente. A partir de entonces se inició una fase estupenda, de gran euforia y vigor físico. Volví a trabajar con unas ganas enormes, más que antes. Mi embarazo coincidió con un periodo de gran productividad. Vencí el miedo de que me echaran con mi propia energía. Era un volcán de ideas, de propuestas, de ganas de hacer. Se produjo una auténtica metamorfosis, incluso estéticamente. Tenía la piel más tersa, el pelo más brillante y no necesitaba utilizar demasiada cosmética. Me encontraba tan bien que decidí trabajar hasta el último momento. Con las nuevas normativas se puede elegir la forma de distribuir los días que te corresponden de baja (6 semanas obligatorias después del parto y las 10 restantes antes o después, según se desee): yo elegí coger toda la baja después del parto para estar más tiempo con mi hija.

—Es la segunda vez que utilizas el femenino, ¿sabes ya que va a ser una niña?
—Desde la última ecografía. Parece ser que es una niña y que está sana. Es lo que más deseo. No quise hacerme la amniocentesis. Independientemente del resultado, no habría hecho nada, incluso en el caso de que me hubieran comunicado la existencia de alguna anomalía. Soy contraria al aborto, por ideología. Si me hubieran diagnosticado algún tipo de malformación en el feto, habría tenido un dilema entre lo que creo y lo que quiero, entre la

elección de respeto por la vida y la consciencia, y la duda de llevar al mundo a un ser infeliz. Preferí no saber nada. No habría estado en condiciones de elegir. Pero estoy muy tranquila. La ginecóloga dice que, por lo que se puede ver, la niña está bien y mide lo correcto. Sólo me acompaña un leve miedo de fondo, una inquietud serena. No me puede ocurrir nada malo, nada más.

—*¿Qué quieres decir con «nada más»?*
—Hace un mes perdí a mi padre. Fue un momento trágico que coincidió con el embarazo. Pasé las últimas noches en la clínica, junto a él. Todo el mundo me decía: «Ánimo. Tú la tienes a ella, a la niña», pero yo tenía una sensación de rebeldía desesperada. «¿Quién es esta que está aquí?», me preguntaba a mí misma. «Si tuviese que elegir entre quien se va y la que llega, no tendría dudas. Quiero que se quede mi padre. ¿Quién es ella? No la conozco, no puede ocupar su puesto».

Es extraño. La semana en la que mi padre empeoró, la niña no se hizo notar. Se portó muy bien. Yo lloraba, sabiendo que ella estaba pero que no me daba problemas. Por esta razón creo que no nos puede suceder nada, ni a mí ni a ella. Mi padre nos dejó con la esperanza de otra vida. Un nacimiento no hace más tolerable la muerte, pero le da memoria. Y quizá continuidad. Y paz.

Mis apuntes del tercer mes

Cambios evolutivos durante el embarazo

Desde que estoy embarazada cambio de humor con mucha facilidad y me cuesta controlar mis reacciones. También he observado que me siento ajena a algunos acontecimientos que hasta hace pocos meses consideraba importantes. Y, al contrario, a veces me encuentro ante situaciones sin importancia que en mi interior adquieren una fuerte carga emotiva: de pronto tengo ganas de llorar, luego me avergüenzo y me siento ridícula.

Estoy en el segundo mes. Mi jefe me ha llamado para decirme que, después de la baja por maternidad, mis funciones cambiarán porque tener un hijo es incompatible con el hecho de viajar frecuentemente. Aunque es una actividad que me gusta, porque me ofrece la posibilidad de conocer gente y viajar por Europa, he observado que no he tenido ninguna sensación especial cuando me lo ha comunicado, como si se tratara de una cuestión que tiene que ver con otra persona. Racionalmente me doy cuenta de la importancia que tiene dejar este trabajo, y he visto que no será fácil encontrar otra ocupación que me proporcione las mismas satisfacciones. Sin embargo, emocionalmente algo me induce a dejar de lado el problema porque no quiero que un hecho externo amargue un momento tan dulce e íntimo como es el embarazo. Tampoco logro entender por qué muchas veces tengo necesidad de verter un mar de lágrimas. Ayer por la noche, mientras veía una película en la televisión, me emocioné con la historia de una mujer a quien abandona el marido estando embarazada y que, después del parto, abandona al niño porque

le recordaba momentos de gran sufrimiento. Lloraba identifi-
cándome con aquella mujer y pensando también en aquel niño
frágil e indefenso, que nunca conocería el calor y el amor de sus
padres.

La relación de la pareja

A veces medito acerca de mi vida en pareja. Me parece que el embarazo no ha modificado la relación que tengo con mi marido,
porque ambos hemos querido tener este niño. Me gusta cómo se
comporta Carlos en este periodo ya que, a diferencia de mis padres, no es aprensivo y me considera una persona y no el contenedor de su hijo. Estando con amigas o parientes, me fastidia
bastante ser el centro de atención sólo por el hecho de estar embarazada. A veces, tengo la sensación de que se me priva de mi
verdadera identidad.

Carlos participa en la gestación: siempre me escucha, me
acompaña en las visitas de control, me tranquiliza pacientemente
cada vez que estoy ansiosa, no da demasiada importancia a mis
cambios de humor, y no utiliza nunca aquel tono condescen-
diente y un poco irónico que utilizan muchos hombres para hablar con sus mujeres embarazadas.

Aunque me parece que nuestra relación es satisfactoria, me
doy cuenta de que en ciertas situaciones lo noto distante, distinto
a como me gustaría que fuera. En el terreno de la sexualidad, por
ejemplo, las cosas no son como antes. Desde que estoy embarazada, mi deseo ha aumentado, y él, en cambio, a veces se muestra un poco inhibido por mis cambios físicos y por el temor de
perjudicar al niño.

Esto no significa que ya no hagamos el amor, pero está claro
que él no me busca tanto como antes ni tantas veces como a mí
me gustaría. Ahora me siento más bella, atractiva y femenina, y al
no tener la preocupación de quedarme embarazada, vivo la sexualidad de forma más intensa, agradable y gratificadora. Y, por
el contrario, a él se le ve un poco cortado y a disgusto.

Los cambios emotivos observados durante la gestación llevan a
Lara a referirse a la relación con su marido y a la sexualidad.

Es normal e inevitable, aunque a veces un poco ilógico, que la relación entre los dos futuros padres sufra variaciones a partir del momento en que el feto está en el útero.

La voluntad común de tener un hijo, o la resistencia mostrada por una de las partes, no bastan para explicar la relación que se instaura en la pareja durante el embarazo, porque en realidad son justificaciones conscientes y ficticias que quizá no coinciden con la situación inconsciente real que vive cada uno. De hecho, el deseo de procrear, que existe tanto en la mujer como en el hombre, se materializa en el momento en que ciertos deseos infantiles se presentan de forma oculta en el adulto y exigen ser satisfechos.

La gestación se inicia cuando se produce en ambas partes esta reactivación. Esta sinfonía inconsciente, necesaria para la puesta en marcha del proceso, los dirige a ambos a una situación infantil particular. Cuantas más coincidencias haya entre el deseo de ambos, mayores serán las posibilidades de lograr ponerse en la situación del otro y de ofrecerle comprensión.

De las palabras de Lara se deduce que esta es la situación que se da entre ella y su marido, pero no en todos los ámbitos, ya que existe un punto de conflicto representado por la forma de vivir la relación sexual en esta época de la vida.

La sexualidad durante el embarazo

El tema de la sexualidad durante el embarazo es objeto de un interés particular porque está envuelta de prejuicios, tabúes y silencios. Tiempo atrás estaba muy censurada, hasta el punto de que los problemas surgidos durante o después de la gestación (aborto, nacimiento de un niño con malformaciones o con problemas de salud) se atribuía al abuso de las prácticas sexuales, especialmente si tenían lugar fuera del marco establecido por las convenciones.

Antaño se creía que la actividad sexual constituía un riesgo para el niño, no sólo desde el punto de vista físico, sino sobre todo psíquico, porque producía a la mujer emociones y placeres incompatibles con la dedicación completa que exigía su estado.

Actualmente se han superado muchos de estos prejuicios pero, pese a la mayor libertad, todavía se habla de las dificultades de la vida sexual de la gestante. El tema causa a menudo perplejidad e incomodidad, como si fuera inadmisible que una mujer embarazada experimentara o suscitara un cierto tipo de deseo. En cambio, la realidad demuestra que la gestación provoca en muchas mujeres un claro aumento de la líbido, que puede llegar a justificar variaciones en el comportamiento que sólo pueden imputarse parcialmente a otras causas. Hay mujeres embarazadas que, con el objetivo de intensificar su vida sexual, se conceden formas de satisfacción que se censurarían en otra situación como, por ejemplo, la masturbación y las relaciones orales y/o anales con el pretexto de proteger al feto, es decir, con un sentido de protección. Otras, en cambio, justifican el cambio de pareja durante el embarazo aduciendo que no tienen la preocupación del peligro de quedar embarazadas. Una mujer embarazada, dicho sea de paso, suscita emociones muy profundas, capaces de inhibir o de excitar intensamente su sexualidad.

Las sensaciones de soledad de la mujer embarazada

Pese a sentirme satisfecha de la relación con mi marido, porque me parece que soy mucho más afortunada que muchas otras mujeres que ni tan siquiera durante el embarazo se libran de discusiones, reproches e incluso malos tratos, debo admitir sinceramente que desearía algo más. Cuando le hago apoyar la mano en mi vientre para que note cómo se mueve el niño, me gustaría que estuviera menos distraído, que se mostrara más involucrado y que exteriorizara más las emociones que estoy segura que siente. Me doy cuenta de que la alegría intensa y visceral que vivo no puede ser compartida con nadie, y esto hace que a veces me sienta un poco sola aunque le tenga a él al lado. En el fondo, al menos ahora, este niño me pertenece sólo a mí. Con él vivo una relación tan intensa y gratificante que me absorbe por completo, me aleja de los demás, incluso de los familiares o de las amigas íntimas con las que pensaba que podía compartir todas mis sensaciones.

Esta satisfacción se manifiesta claramente ahora que estoy en estado, pero quizá tiene raíces en épocas mucho más remotas de mi vida.

Si pienso en mí misma cuando era niña, sé que recibí mucho amor por parte de mi familia. Era la primogénita y también la primera nieta, es decir, un ser único para muchas personas que competían para ocuparse de mí. Y, sin embargo, en ciertos momentos me parece que no tuve suficiente afecto, o, mejor dicho, que tuve menos del que habría deseado, sobre todo por parte de mi madre.

En un análisis superficial se podría apreciar un claro contraste entre el deseo de una mayor participación del marido en el embarazo de Lara y la sensación de vivir con el niño una relación de simbiosis que la aleja de los demás. En realidad, aunque inconscientemente los deseos opuestos coinciden, en ambas situaciones se nota un resurgimiento de las mismas exigencias infantiles de amor, presencia y fusión, que de niña dirigía a su madre.

El sexo del bebé

Cuando mi madre estaba embarazada, quería que yo fuera un chico. Supongo que sintió una gran desilusión cuando me tuvo a mí, una mujer, una rival con quien tendría que compartir el amor y el interés de su marido. Si alguien me pregunta si prefiero un niño o una niña, siempre contesto que me da igual, que lo importante es que el bebé esté sano. Sólo me confieso a mí misma que no me da igual, porque realmente prefiero que sea un niño. Pensar eso me hace sentir culpable, porque me da la sensación de cometer una injusticia con el niño si no es del sexo que quiero.

Un detalle que podría parecer banal confirma este deseo: si es un niño, se llamará Paolo, pero si es una niña, tengo las ideas muy confusas sobre cuál será su nombre.

Me parece que siempre he querido un niño, porque pienso que la relación con él me resultará más fácil que con una niña.

Creo que mi madre tiene razón cuando dice que una niña es una rival, no sólo después de nacer, sino ya durante el embarazo.

Por algo la creencia popular sostiene que si a una mujer embarazada le salen manchas en la cara, es que espera una niña, mientras que si espera un niño su aspecto mejora.

A pesar de esta preferencia secreta, que no puedo negar si quiero ser sincera conmigo misma, seré muy feliz aunque nazca una niña, y estoy segura de que sabré darle todo mi amor. Me gustaría que pudiera percibir el calor y el afecto que tanto eché yo en falta, si bien no puedo decir que no me hayan amado suficientemente.

Una de las ventajas que nos ofrece la ciencia moderna es la posibilidad de saber antes del nacimiento el sexo del futuro bebé por medio de pruebas muy fiables. Esto permite llegar al momento del parto preparado para acoger a un niño o a una niña. Antiguamente, a falta de instrumentos científicos, se intentaba adivinar mediante la observación de algunas características de la mujer embarazada.

Además de las manchas en el rostro (el denominado *cloasma gravídico*) mencionadas por Lara, en la mujer que espera una niña hay otros signos como, por ejemplo, la forma del vientre (redondeado o puntiagudo), o los movimientos circulares o rectilíneos del péndulo colocado en la palma de la mano de la futura madre. En ambos casos, se recurre a un simbolismo sexual, por lo cual todo lo redondeado y que recuerda la forma de la vulva hace referencia a la mujer, en contraste con la forma recta y longilínea del pene, que se asocia con lo masculino.

Los proverbios y los dichos populares reflejan las teorías científicas del pasado, según las cuales el sexo del feto dependía de la manera como se había formado en el cuerpo de la madre: se creía que si había sido concebido por el ovario derecho, era hombre, y si lo había sido por el izquierdo, era mujer.

Aunque pronto se conseguirá programar el sexo de los bebés gracias a los adelantos en el campo de la biogenética, actualmente se intenta influir en él con métodos poco más avanzados que los del pasado: con dietas antes de la fecundación. En los antiguos manuales de obstetricia se aconsejaban determinados alimentos a las parejas que querían tener hijos varones. Actualmente, por la misma razón, se recomienda una dieta con un alto contenido de sodio y potasio, mientras que para que sea una niña es preferible incrementar la presencia de alimentos que contengan calcio y magnesio.

Pero, ¿por qué se desea tener un hijo o tener una hija? En realidad, los motivos que cada persona aduce están condicionados por otros motivos desconocidos, profundos, inconscientes, que se sustentan en la relación vivida durante la niñez con los padres y en la calidad de la identificación personal. Los sentimientos que se sienten por los hijos son la reedición de los que se vivieron de niño con los padres, y en los que predomina el amor o el odio.

Sin embargo, sería tener una visión reduccionista y superficial considerar que la mayor o menor inclinación por el padre o la madre determina exclusivamente la preferencia por un hijo o una hija, ya que sólo el conocimiento perfecto de la situación inconsciente de una persona permite entender cuáles son las situaciones vividas en la infancia que originan su deseo.

En el caso de Lara, la espera de un varón, que parece estar determinada solamente por sentimientos de amor hacia el padre, oculta un sentimiento fuerte de amor por la madre, si bien se mezcla con sentimientos de agresividad que se manifiestan con una clara rivalidad. Su preferencia vuelve a proponer, por un lado, un deseo materno no realizado, y, por el otro, la aspiración de hacerlo mejor que su madre, es decir, de ser mejor que ella.

Síntomas y sueños de la mujer embarazada

Volviendo a mis cambios emotivos, he notado que desde que estoy embarazada me da miedo estar en lugares muy concurridos, y hacer cola en oficinas o comercios. Me siento más vulnerable que antes. Me influye el hecho de que la primera vez que fui al ginecólogo me quedé atrapada en el ascensor. Tuve una sensación de desmayo, me costaba respirar, se me nubló la vista y me invadió un sudor intenso.

Nunca antes había tenido claustrofobia, de modo que atribuí este ligero malestar al hecho de que en aquel periodo tenía la tensión baja, pero me sorprende que las situaciones que lo crean a veces aparecen en ciertos sueños de una forma bastante recurrente en los últimos meses.

Ciertos síntomas típicos de la gestante, que normalmente se atribuyen al sistema neurovegetativo, entran en relación en una situación psíquica particular como es la del sueño. De hecho, son iguales tanto los escenarios en los que se produce la reacción emotiva como sus modalidades, hasta el punto que parece que no haya diferencia alguna entre la vida real y la vida onírica: ambas realizan deseos desconocidos que se remontan a la infancia.

Para Lara, una gran observadora de sí misma y de sus sensaciones, el sueño actúa como catalizador de distintos recuerdos que, partiendo del contenido que permanece en la memoria al despertar, la sitúan en un contexto infantil hecho de representaciones, afectos, deseos olvidados.

El contenido del sueño no se limita a la trama, sino que abarca todos los recuerdos que emergen a partir de esta. A través de dichos recuerdos se puede llegar hasta los deseos que, de manera camuflada, y por tanto imposibles de descifrar si no es mediante la técnica psicoanalítica, pueden realizarse en el sueño.

Durante el embarazo, la mujer tiene sueños repetitivos y típicos. Repetitivos porque a lo largo de nueve meses se dan con una cierta frecuencia, y típicos porque tienen que ver con temas que muchas embarazadas conocen, independientemente de la historia personal de cada una.

Podemos mencionar sueños cuyos argumentos son el niño, el parto, la comida, los animales; la separación de personas, de lugares, de objetos; la incapacidad de realizar algo; la competitividad, la violencia, la sangre, la muerte. Estos últimos pueden adoptar tintes tan fuertes que producen alteraciones en la mujer que vive el sueño, a quien le cuesta identificar la experiencia onírica, vivida en el sueño, con la aceptación consciente de su estado. En realidad, el significado del sueño se encuentra en el contenido latente, encubierto, y no en el contenido manifiesto.

Recuerdo haber soñado que me encontraba en una calle estrecha, llena de gente que se aglomeraba en los puestos del mercado. Me impresionaba la mirada de una mujer que vendía fruta y a quien llamaban «la loca», debido a su mirada fija y vítrea.

En otro sueño entraba en un ascensor con una señora muy elegante que me hablaba, mirándome agresivamente. De pronto, el ascensor se detenía y nos quedábamos atrapadas dentro. Empezábamos a hablar y yo sentía un miedo terrible de estar a solas con una persona que me miraba de aquel modo.

He recordado estos sueños de claustrofobia, de los que me desperté sudando y con el corazón en la garganta. Analizándolos más atentamente me di cuenta de que el elemento que me causaba miedo no era la muchedumbre que me rodeaba en el primer sueño, ni el hecho de quedarse atrapada en el ascensor, sino las miradas de las mujeres.

Ambas me recuerdan a una persona que trabajaba en el servicio de urgencias del hospital en donde realicé un curso de enfermera, y a quien me aconsejaron no acercarme porque podía ser peligrosa. Yo, haciendo caso omiso de la indicación, me acerqué a ella y le hablé. Inmediatamente intentó ponerme las manos encima porque pensó que quería hacerle daño, y luego me insultó creyendo que era la amante de su marido. Tardó tiempo en calmarse pero, finalmente, se dio cuenta de que no me daba miedo y que me mostraba amistosa. Pasamos juntas un par de horas, a lo largo de las cuales primero deliró y luego me tomó la mano y se abrazó a mí, como una niña asustada. Tristemente, no pude hacer otra cosa que confiarla a dos enfermeros que se la llevaron a la fuerza para ingresarla en un centro psiquiátrico.

Cuando pienso en aquellos ojos, siento una sensación de desánimo pero, al mismo tiempo, noto que ejercen en mí una atracción especial, como si reconociera en ella algo familiar. En efecto, mi abuela tenía unos ojos extraños, maravillosos. A veces, parecía como si no mirara a su alrededor, sino dentro de sí misma. En aquellos momentos parecía ausente, a pesar de estar con otras personas. Mirando atentamente algunas de sus fotografías, en las que siempre había pensado que simplemente había quedado mal, me parece encontrar la misma característica. Se nota concretamente en un retrato que tenía colgado en su habitación. Lleva vestido de novia y está sentada en un tocador. En el espejo se ve su rostro. O en otro en que aparece con mi madre de pocos meses en brazos. Mi abuela mira a lo lejos, sonríe a alguien o a algo que quizá sólo ella ve o imagina. En aquellas fotos se la ve que mira a su interior. La niña que tiene en brazos probablemente nota la distancia de su madre, porque se la ve tensa y se retrae como si quisiera apartarse de ella, como si fuera una extraña, una desconocida de quien no se fía y que quizá le infunde un poco de temor.

Los sueños de claustrofobia de Lara, de los que se despierta sudando y ansiosa, sirven para liberar una cierta cantidad de tensión que, sin esta válvula de escape, haría menos tolerables los síntomas que sufre a veces. Tanto los sueños como los síntomas provienen de un núcleo profundo común, ligado a la relación conflictiva con su madre. De ella habla después de haber recordado a la «loca» del hospital, y después se refiere a su abuela.

La mirada lejana y ausente de la abuela nos lleva a pensar que la poca presencia psicológica que Lara ha atribuido a su madre anteriormente es una característica familiar. Al igual que en las características físicas, en lo que se refiere a las características psíquicas también se puede hablar del componente hereditario. Esto significa que los rasgos de la personalidad de cada uno se pueden encontrar en su genealogía, igual que el color de los ojos o del cabello.

Aspectos de la relación con la madre a través de la observación fotográfica

Tengo también algunas fotos de cuando yo era pequeña en las que se ve que no siempre estaba a gusto con mi madre. Lo he observado claramente en dos fotografías en las que se me ve comiendo. En una de ellas debo de tener unos pocos días porque mi madre todavía me da el pecho. Esta foto no me ha gustado nunca porque a mi madre se la ve ausente, poco espontánea, haciendo un esfuerzo por tenerme en brazos. Diría que me da el pecho con un cierto distanciamiento, porque no me está mirando y tampoco se le ve una expresión de afecto. Quizás está distraída por otros problemas que captan toda su atención.

A mí se me ve contraída, rígida, en una posición incómoda a pesar de tener apoyada la cabeza. Da la impresión de que no me gusta el contacto con su cuerpo y con la leche que me colma el hambre.

La otra foto es de unas semanas más tarde. En ella debo de tener aproximadamente un mes. Mi madre ya no tenía leche y pasé a tomar el biberón. En esta segunda foto es mi nodriza quien me da de comer. Estamos en el balcón de casa, igual que en la primera foto, y casi en el mismo lugar. Pero esta es diferente, hasta el punto que parece que sea otro lugar, no sólo porque hay más luz, llevo otro vestidito y tengo un poco más de pelo. La diferencia no radica en el hecho de que otra persona ocupe el lugar de mi madre. En esta foto estoy diferente porque en brazos de mi niñera, que me mira sonriente, se me ve tranquila y relajada. Formo un todo con su cuerpo y mientras tomo el biberón tengo los ojos medio cerrados, como si estuviera soñando, y con su mano acaricia la mía. ¡Qué bonito es comer, que te acaricien, soñar!

Observando atentamente sus fotografías de recién nacida, Lara describe un momento importante de la relación que tuvo con su madre en los primeros días de su vida, durante la lactancia.

Se aconseja dar el pecho porque, además de satisfacer las necesidades alimentarias del bebé, crea un mayor contacto entre la madre y el hijo. Y, sin embargo, las fotografías de Lara desmienten esta afirmación: la madre está próxima físicamente, pero mentalmente parece distante, indiferente, incapaz de expresarle su afecto.

La niña, por su parte, a pesar de tener sólo unos días parece percibir la situación: está tensa, rígida, contraída y, en lugar de abandonarse en los brazos de su madre, parece querer separarse de ella.

En cambio, se muestra muy diferente cuando está con la nodriza. Esta última no está distraída por otros pensamientos y se ocupa de ella, la mira, le acaricia, le ofrece el calor y el afecto que le permiten relajarse mientras toma el biberón. El recién nacido pide, desde los primeros días de vida, que sus necesidades sean satisfechas. Poco importa si lo que hace el niño es succionar el pezón de la madre o la tetina del biberón. Lo que importa desde el punto de vista de su desarrollo psicológico es la presencia afectiva y no sólo física de la persona que está con él.

DE PAREJA A FAMILIA
(ENTREVISTA CON ELEONOR)

—*¿Cómo supiste que estabas embarazada? ¿Con el típico test que se compra en la farmacia?*
—No, por teléfono. No me encontraba bien. Tenía unas décimas, algunas náuseas, una vaga sensación de entumecimiento en todo el cuerpo. Al principio creí que era la enésima gripe de la temporada. Como no se me iba con aspirina, llamé al médico. Al describirle los síntomas por teléfono, se puso a reír y me dijo: «Por casualidad, ¿no estará usted embarazada, señora?» Y el test así lo confirmó.

—*¿Te lo esperabas o fue una sorpresa?*
—Fue una sorpresa. Cuando vi el color del test, me puse a llorar. La primera impresión no fue de alegría, sino de puro terror. No había vuelta atrás. Me sentía perdida. Estaba ocurriendo algo grandioso, que me superaba. Telefoneé a mi marido para comunicarle la noticia, casi sollozando.

—*¿Cuándo te hiciste a la idea?*
—Casi de inmediato. No sé si depende de la subida hormonal, del hecho de que todo el mundo esté por ti o, quizá, por la consciencia de lo que estás haciendo. Noté una intensa carga de optimismo maravillosamente rara. Recuerdo que subía al tren para ir al trabajo todas las mañanas y me miraba reflejada en los cristales. Observaba a las personas que estaban sentadas en mi compartimento y pensaba: «no lo saben, nadie puede saberlo». No reconocen los síntomas. Era mi secreto. Nadie podía entender lo feliz e invulnerable que me sentía. Esta sensación de inmortalidad y de vida es algo que se te queda dentro para siempre. Mientras viajaba, como todos los demás días, caminaba, entraba en la clase, leía, miraba por la ventana, preguntaba, repetía, me reía, lloraba, yo *estaba* dentro del orden natural de las cosas.

—*Después del «susto», ¿cuál fue la primera emoción positiva que recuerdas del embarazo?*
—La primera vez que me hicieron escuchar el corazón del niño: ligero y rapidísimo, como una mariposa que bate las alas dentro de ti. Un cosquilleo en el vientre, vida dentro de la vida.

—*¿Cuál fue la primera desilusión?*
—La noticia de que no era una niña. Me sentó mal, tengo que confesarlo. Nunca imaginé que me convertiría en la madre de un niño. Daba por descontado que tendría una niña. Yo he vivido en el seno de una familia matriarcal. Tenía una magnífica relación con mi abuela, mucha confianza con mi madre y un vínculo sólido e indisoluble con mis dos hermanas. El «gran ausente», el imprevisible, ha sido siempre mi padre. Yo no tengo nada que ver con la cultura masculina. No creo que pueda tener nada en común con un hijo. Cuando me dijeron que llevaba un niño, mi respuesta fue: «No puede ser, os equivocáis. Yo no puedo ser la madre de un niño». Luego, la primera imagen que me vino a la mente fue la de mí misma, muy triste, por Navidad, mirando de reojo un escaparate lleno de escopetas de agua y de pistolas de juguete, sintiendo una profunda envidia por las otras madres que compran muñecas. Las amigas me dicen que un niño es más de la madre, es menos conflictivo, menos crítico y, paradójicamente, más cómplice. Pero yo no soñaba con tener un chiquillo; yo quería una niña que, a los trece años, me discutiera las cosas y me dijera: «¿Tú crees que esto es modo de vestirse, mamá?»

—*¿Tu marido también prefería una niña?*
—Siempre ha dicho que a él le daba exactamente lo mismo. Él siempre opina con equidad y nobleza desde un plano superior. Pero cuando me vio tan preocupada y hostil, se puso del lado de un hijo. Así, son dos aliados: dos contra uno.

—*¿El embarazo cambió vuestra relación?*
—Hubo algún problema, sobre todo al principio. Lucas sabe ser tanto dulce y cariñoso como orgulloso y desconfiado. Creo que sintió que se le dejaba a un lado. A diferencia de muchos hombres, que experimentan esta sensación de exclusión después del nacimiento del niño, él me acusó de abandonarlo desde que supe que estaba embarazada. Decía que era autosuficiente, que me bastaba conmigo misma, que no daba la impresión de necesitarle. Quizá tiene razón. Había una intimidad profunda, de atenta escucha, de pudor, de silencio y misterio a la cual no podía dejarle acceder. Me parecía que no había espacio para nadie más. Estaba completamente absorta por lo que estaba creando. Además, hor-

monalmente estaba desequilibrada y no sentía deseo alguno de ser amada, sólo quería ser aceptada y mimada.

—*¿No lograste explicar cómo te sentías? ¿No conseguiste decir explícitamente qué necesitabas?*
—No lo sabía ni yo misma. Estaba convencida de que era él quien tenía que realizar un esfuerzo. En el fondo, su papel era más fácil. Él no tenía que soportar ningún cambio fisiológico.

—*¿Cuándo habéis encontrado el punto de equilibrio?*
—Todavía lo estamos buscando. Algo se ha roto, quizá no desde el punto de vista afectivo, pero sí en el terreno sexual. Es curioso, después de los cuatro primeros meses, empecé a acercarme a él. Era como si toda esta concentración de novedades emotivas se hubiese disuelto lentamente de manera natural. Había vuelto a ser yo misma y estaba preparada. Preparada, yo, con aquella barriga redonda y protuberante. Entonces fue él quien se alejó, adoptando el comportamiento más insensible y basto que se pueda reservar a una mujer en estado. Me hizo sentir insegura, ridícula, poco atractiva. Con ironía. Con fastidio. Era como si me estuviera diciendo: «¿Es que no te ves?» Él ya no me amaba. Y yo tampoco le amaba.

—*Pero luego vino el parto, nació Simón...*
—... y ahora somos una familia. Sí, padre y madre. Durante el parto, Lucas no se separó de mí en ningún momento. Anotaba escrupulosamente la duración de las contracciones, me masajeaba el cuello, los hombros, los pies, insistía en que me concentrara en la respiración, hablaba, procuraba distraerme. Quizás un poco mecánicamente, repetía todo lo que había aprendido en el curso de preparación para el parto. Cuando salió la cabeza del niño, yo estaba exhausta, conmovida, sudorosa, abrumada por la fatiga, feliz, agotada... Él me miró antes a mí que a su hijo, y en aquella mirada sólo había un sentimiento. Una solemnidad firme que yo no conocía. Estaba orgulloso de mí. Sí, muy orgulloso. Me lo estaba agradeciendo, contemplándome a mí sola en medio de todos los demás. Quizá de este orgullo tan intenso y tan nuestro se puede comenzar de nuevo.

Mis apuntes del cuarto mes

El miedo al aborto

Ansias típicas de la mujer embarazada

Desde que estoy embarazada a veces me han advertido sobre la posibilidad de abortar. El ginecólogo fue el primero en aconsejarme que estuviera lo más tranquila posible: que no viajara demasiado en automóvil, que no llevara pesos, que interrumpiera la actividad deportiva y que limitara las relaciones sexuales.

Estas precauciones genéricas y fácilmente aceptables fueron interpretadas de forma exagerada por mi familia, sobre todo por parte de mis padres que, con tal de ver realizado su deseo de ser abuelos, habrían sido capaces de meterme dentro de una campana de cristal durante nueve meses. Yo, una mujer adulta e independiente, con todo el peso de la responsabilidad de la futura maternidad, en ciertos momentos me sentía tratada como una niña, a quien prohibían o permitían las cosas más obvias. Yo no podía admitir su conducta, por mucho que estuviera cargada de buenas intenciones, por la sencilla razón de que no estaba acostumbrada a rendir cuentas a nadie de mis actividades.

En verano aplazamos un viaje que habíamos programado mi marido y yo, y fui con mi familia al mar. Estaba un poco incómoda, porque en varias ocasiones me sentí agobiada por sus continuas recomendaciones (estar atenta al conducir, no cansarse caminando ni nadando, etc.) y sus consejos (no tomar demasiado el sol, no acostarse demasiado tarde, comer incluso sin apetito, etc.). Todo porque estaba embarazada y tenía que cuidarme, a mí misma y al niño.

Por un lado, el embarazo hace que la mujer sea adulta y le confiere una mayor responsabilidad pero, por otro lado, le provoca una regresión que le crea una dependencia de quien está a su lado (marido, padres, etc.). Que la mujer mantenga o no su independencia con respecto a las personas que la rodean depende de su carácter y de la reactivación de vivencias infantiles opuestas. Mientras que a algunas mujeres les gusta ser objeto de atenciones, otras encuentran insoportable recibir los cuidados de terceros.

A este respecto, conviene recordar que el comportamiento injustificadamente ansioso en relación con una persona determinada siempre está originado por la ambivalencia de dicha relación. La persona ansiosa intenta defenderse de sus impulsos agresivos inconscientes hacia un determinado objeto proyectándolos hacia el exterior en situaciones de peligro real o ficticio, de las que procura mantener alejado y protegido al objeto mismo. Los temores injustificados, mencionados por Lara, son la exteriorización de sentimientos de amor y de odio que reflejan la situación de conflicto de quien los vive, prescindiendo de la persona a quien están dirigidos.

Como se verá a continuación, las atenciones excesivas hacia la mujer embarazada con el pretexto de amarla tienen la misma matriz que los actos sádicos con los que se le angustia.

Miedo de perder el niño

El comportamiento ansioso de mis padres no ha creado un clima distendido y sereno, que es lo que me hacía falta. Oír a cada momento recomendaciones e historias sobre abortos ocurridos en mujeres que tenían un embarazo normal como el mío no hacía sino aumentar el temor oculto que tenía de perder el niño.

En el fondo, sin estar obsesionada por el miedo a perder el bebé, cada vez que notaba un mínimo dolor en el vientre pensaba lo peor, y controlaba a menudo que no tuviera pérdidas de sangre. Abortar habría sido tan terrible, que evitaba el tema y procuraba no imaginar el sufrimiento que me habría producido, no sólo porque deseaba mucho tener aquel niño, sino porque además me habría sentido incapaz de ser totalmente mujer.

No tenía motivos reales para alimentar este tipo de miedos. Intentaba no pensar en esta desgraciada posibilidad y, aunque llevaba una vida más tranquila y comedida que de costumbre, no me comportaba ni como una enferma ni como una convaleciente. No corría riesgos inútiles, como jugar al tenis o montar a caballo, ni hacía largos desplazamientos en automóvil, sólo por el mero placer de ir a bailar a una discoteca. En cambio, iba en bicicleta, navegaba y conducía siempre que me apetecía o lo necesitaba.

Vivir el inicio del embarazo con el miedo de perder el niño es típico de muchas embarazadas. Normalmente esto se produce en las mujeres que han tenido previamente algún aborto espontáneo, o también en las que han tenido dificultades para quedarse embarazadas, esperando durante años un embarazo que no llegaba nunca.

En los casos de mujeres que han tenido una o más experiencias de interrupciones del embarazo, hasta que no se ha superado el tiempo transcurrido desde el inicio de la gestación hasta la fecha del aborto anterior se observan dificultades para establecer una relación de afecto con el feto, por miedo a tener una nueva desilusión.

Este mecanismo de defensa, destinado a evitar que la madre viva otra ocasión de luto, se manifiesta de varias maneras: la negación del embarazo, la falta de confianza y la incapacidad de elaborar fantasías relacionadas con el niño.

Una vez superado el periodo de riesgo, la mujer adquiere consciencia de la realidad de su estado, y ya no teme dejar correr la fantasía sobre su futuro como madre.

Algunas veces, el miedo al aborto pasa a convertirse en miedo a que se adelante el parto. En tal caso, la toma de consciencia del embarazo y la relación afectiva con el niño se prolongan algunas semanas o algunos meses, hasta que la madre considera que el niño es capaz de sobrevivir, incluso separado de ella.

Las mujeres que han tenido problemas para quedarse embarazadas, cuando, una vez perdida toda esperanza, logran concebir un hijo, reaccionan con tanta incredulidad que no logran darse cuenta de la realidad durante un periodo de tiempo más o menos largo, y viven su estado como un sueño en el que no merece la pena creer, porque en el momento más feliz podría interrumpirse.

Relatos que generan ansiedad

Mis padres no eran los únicos que con sus excesivas preocupaciones me hacían pensar en el aborto. A veces, alguna amiga o conocida, al enterarse de mi embarazo, me «animaba» con historias de interrupciones de embarazos que yo, personalmente, habría preferido no escuchar. Parece como si la persona que ha pasado por este trance le guste hablar de ello sin omitir detalle alguno. Y en alguna ocasión, después de escuchar alguno de estos relatos, he notado los mismos síntomas que me habían descrito. Cierta vez no oculté el disgusto que me causaba una de estas historias; sin embargo, mi interlocutora, en lugar de cambiar de tema, insistía en la descripción de los síntomas que habían precedido su aborto e insistía en que, si los hubiera notado, habría podido identificarlos. Yo estaba de diecisiete semanas y ella no paraba de repetir todo lo que le había sucedido a ella al llegar a las dieciocho. Por mucho que intentaba no pensar en ello y no dejarme condicionar por el relato, hasta que no pasé las fatídicas dieciocho semanas no me quedé tranquila, y, a pesar del empeño que ponía en distraerme y no pensar en ello, me parecía notar todos los síntomas que me había explicado.

Lara habla de algo que se podría definir como «sadismo hacia la embarazada», que es la experiencia común a la mayor parte de mujeres embarazadas, que están condicionadas por temas angustiosos referentes al embarazo o al parto, que contribuyen a crear o incrementar su intranquilidad.

Este tipo de sadismo es un «síntoma» que no puede atribuirse a la embarazada, sino a su interlocutora, que lo utiliza para dar salida a una serie de conflictos antiguos. Estos últimos resurgen al encontrarse con la otra mujer que, al estar embarazada, adquiere una importancia especial en el plano subconsciente, y le reactiva imágenes y sentimientos en su intimidad más profunda.

Todas las personas han vivido durante la niñez el embarazo de una mujer importante desde el punto de vista afectivo, situación que les ha originado el temor de sentirse marginadas o de perder el amor de aquella mujer. Esta experiencia genera sentimientos ambivalentes de distinta intensidad, según las personas, la edad en la que se vivió, la calidad de la relación con la mujer embarazada, la manera en que fue comunicada la gestación y la presentación del bebé.

Cuanto más intensos han sido los celos por el embarazo de una persona amada, más intenso es el deseo inconsciente de sufrimiento, enfermedad o muerte que se sienten por ella o por el bebé.

Detrás de este conjunto de deseos agresivos, a primera vista inaceptables, se oculta un amor desmesurado por esta persona, puesto que expresa la utopía de poseerla de manera total e incondicional.

El «ataque sádico», dirigido a una mujer embarazada por medio de relatos angustiosos o provocándole miedos, representa la descarga de este conflicto soterrado, que tiene como diana un objeto infantil olvidado. La embarazada ofrece sólo el soporte actual para expresar ciertos deseos que se encuentran en el subconsciente del interlocutor.

Pero, dado que el proceso tiene que ver sólo indirectamente con la mujer, no se entendería el motivo por el cual casi siempre se queda traumatizada o condicionada por estos relatos angustiosos si la ansiedad, las dudas y los miedos no existieran previamente en su propio subconsciente.

La situación externa, creada por otros por motivos personales, es el marco en el cual la mujer embarazada puede proyectar la tensión proveniente de sus deseos infantiles inconscientes, antaño orientados hacia una persona querida embarazada y que durante su propio embarazo se vuelven violentamente contra ella misma y su hijo, debido al sentimiento de culpa.

Así pues, muchas de las ansias de la gestante derivan del miedo a la «ley del talión». Cuanto más pequeña era en la época en que sintió deseos agresivos contra la madre embarazada (o contra una sustituta), más angustiada estará durante el embarazo propio. El proceso sería claro, pero al ser inconsciente, entenderlo y sobre todo desactivarlo, no es fácil.

La relación con mi hermana

Mi marido me tomaba el pelo y me decía que, incluso en esto, quería copiar a los demás, igual que cuando quiero hacer o tener algo que otra persona hace o tiene. Esto me ocurre no porque me sienta inferior, sino porque tengo pocas ideas en áreas como, por ejemplo, el vestir, la decoración de la casa, las vacaciones... Los demás me proporcionan las ideas que a mí sola no se me ocurren. Ahora repito con las amigas los comportamientos infantiles que tenía de niña con mi hermana. Ella era mucho más extravertida y creativa que yo, se hacía con la gente muy rápidamente, siempre estaba rodeada de niños que la buscaban para jugar, y era capaz de divertirse incluso estando sola. Yo, en cambio, era solitaria, porque mi carácter introvertido y poco espontáneo me privaba en muchas ocasiones de la compañía de otros. Poco a poco, aprendí a comportarme como ella, a imitar sus gustos y sus opciones, hasta el punto que me llamaban «copiona».

Pero quizá todo esto ya ocurría antes de lo que soy capaz de recordar. Mi madre me contó una anécdota de cuando yo era muy pequeña, y mi hermana justo acababa de llegar de la clínica. Una mañana mi madre la miraba y parecía preocupada por su palidez. Sintiéndome marginada y para no ser menos que ella, dije que yo también estaba pálida. Pero, cuando mi madre me preguntó qué significaba la palabra «pálida», tuve que admitir que no lo sabía.

En aquella época quizá tenía celos de mi hermana y seguramente me sentía excluida por mi madre que, igual que todas las madres cuando tienen otro hijo, se muestran un poco menos disponibles con los que ya tenían antes.

Después del «sadismo hacia la gestante», Lara habla de su hermana, a quien intentaba imitar porque sabía que se divertía más y, sobre todo, porque lograba captar la atención de la madre, mientras que ella se sentía marginada. En el próximo capítulo se tratará con más detalle el tema de los celos de la hermana. Aquí nos limitaremos a recordar lo dicho anteriormente: los temores de la mujer embarazada son proporcionales a la intensidad de ciertos deseos inconscientes, ambivalentes, surgidos durante el periodo infantil. A este respecto, como veremos, la hermana representa para Lara un objeto privilegiado en el cual podía descargar la agresividad.

El embarazo de la amiga

Si pienso en el aborto, me viene a la memoria otro episodio a lo largo del cual ciertos síntomas físicos se relacionan con sensaciones y deseos que he tenido.

Me habría gustado quedarme embarazada durante el verano, para no tener que pasar calor al final del embarazo. Una amiga también quería hacerlo así porque, si el niño nacía en primavera, ella podría alargar la baja con las vacaciones. Cuando volvimos a vernos al regreso de las vacaciones, ella estaba embarazada y yo no. Tuve una reacción de celos incontrolable. Me parecía que siempre le salía todo bien. En el trabajo en poco tiempo consiguió una promoción que yo esperaba desde hacía meses. Y encima se había quedado en estado al primer mes de probarlo.

Por un momento, mientras ella, eufórica, me daba la buena nueva, deseé con todas mis fuerzas que le ocurriera algo malo, pero al tiempo que se gestaba este vergonzoso pensamiento, mi mente ya lo había censurado. En el fondo, que ella estuviera embarazada no influía en nada en el hecho de que yo me quedara o no. Durante un tiempo dejé de verla. Verla me creaba incomodidad. La telefoneé cuando me quedé yo embarazada, para comunicarle la noticia y para saber cómo le iba. La noté abatida y supe que había tenido una interrupción espontánea del embarazo, ya que no había tenido ningún problema previo. La noticia me produjo un enorme pesar y me hice el cargo de lo que debía estar sufriendo con la pérdida de aquel niño que tanto había deseado.

No me di cuenta de que se había cumplido lo que le auguré, aunque en mi fuero interno, inconscientemente. Debí de tener un fuerte sentimiento de culpa porque, justo en aquel periodo, una noche me sentí fatal, con contracciones, vértigos, dolores de estómago, vómitos y sobre todo una ansia incontrolable por el miedo a abortar.

Poco después me di cuenta de que, una vez más, había intentado copiar a alguien de quien había estado celosa y me había castigado por haber augurado algo que había acabado ocurriendo, aunque fuera independientemente de mi voluntad.

La anécdota sobre el embarazo de la amiga, que Lara describe con mucha sinceridad y capacidad de introspección, ahondando en los detalles más recónditos, abre un paréntesis sobre las amistades que surgen, se intensifican o se rompen durante los meses de gestación. Muchas mujeres certifican que durante esta época, más que en ningún otro momento de la vida, hacen amistad con personas nuevas o se alejan de otras, con quienes quizá reanudan la relación al cabo de un tiempo.

Una explicación superficial puede ser la facilidad de relacionarse con personas que viven situaciones parecidas, por ejemplo otras mujeres embarazadas, con quienes intercambia informaciones y sensaciones. En efecto, a la mujer embarazada le gusta mucho, a veces sin darse cuenta, hablar de temas que guardan relación con su estado. Por esta razón, la mejor interlocutora es precisamente otra mujer que está viviendo la misma situación.

Si se buscan razones más profundas, el motivo es que durante la gestación se intenta una aproximación a personas que permitan la realización de los propios deseos infantiles inconscientes. No es extraño que a veces se cree o se mantenga una relación con alguien que muestra un serio sadismo por la embarazada, o se produzca un distanciamiento con alguien con quien se tenía una amistad sólida. En el primer caso la relación es necesaria, aunque dolorosa, para descargar unas tensiones internas determinadas por el sentimiento de culpa. En el segundo caso, por el contrario, la ruptura permite evitar una situación que podría ser conflictiva.

DECIR NO DURANTE NUEVE MESES (ENTREVISTA CON ESTEFANÍA)

—*¿Cómo acogiste la noticia de que estabas esperando un hijo?*
—Como un inconveniente. Quizá pueda resultar desagradable, incluso superficial, pero Francisco y yo habíamos programado,

desde hacía un año, un viaje a Perú. Me hacía mucha ilusión, y lo habíamos preparado con todo detalle. Mi proyecto era aquel, no engendrar un hijo. Hice el test del embarazo sin ninguna curiosidad, sin nervios. Era una especie de chequeo preventivo. Quería estar en plena forma, porque mi cuerpo debía estar a punto para rendir al máximo.

—*Pero tu cuerpo estaba dando espacio a otro ser...*
—No puedo decir que antes nunca hubiera pensado en un hijo; pero no de aquella manera, en aquel momento. Renunciar al viaje a Perú fue como si me obligaran a bajarme de un tren al que había subido hacía pocos segundos. Todavía estás sin aliento y alguien te dice: «Bájate. Tú te quedas».

—*¿Fue un embarazo difícil?*
—Supongo que fue normal. Es decir, sin molestias especiales, aparte de la sensación de impotencia.

—*Justo al revés que muchas mujeres. En los cambios físicos hay una evidencia también simbólica de lo que se está creando.*
—Yo notaba que, día tras día, se escapaba de mi control. A veces me cansaba por esfuerzos insignificantes. Otras veces, sentía una energía sobrenatural. Dormía siguiendo horarios y ritmos totalmente nuevos. Tenía ataques de bulimia. Me había vuelto una especie de adolescente. Mi organismo reaccionaba de forma diferente y totalmente imprevisible. No sabía hasta dónde podría llegar hoy, ni qué habría cambiado mañana. Era un sinfín de situaciones que yo no decidía. No era yo y era yo, vacía, llena, un contenedor de humores y de hormonas, ajena a mí misma.

—*¿Te reconociste delante del espejo con la barriga?*
—Mientras fue posible la escondí, la camuflé, la negué. Continué llevando los pantalones anchos de siempre y mis camisas holgadas. Me negaba a entrar en una tienda «especializada». El primer vestido premamá me lo regaló mi hermana. Ella sola se lo probó en la tienda, ante la incredulidad de la dependienta que no entendía el propósito de aquella mujer tan delgada.

—¿Te lo pusiste?
—Cuando estás embarazada tienes la sensación de perder elasticidad, no sólo física, sino también mental. Todo el mundo se cree obligado a protegerte, a decirte lo que va bien y lo que no, lo que debes comer, leer... No para ti, naturalmente, sino para el niño. Tú dejas de ser una persona, eres un contenedor, sagrado y muy respetable, pero no dejas de ser un envoltorio, un papel de embalaje, una incubadora. A nadie le interesa realmente lo que piensas o lo que sientes. Imaginemos cómo se es antes de esperar un hijo. Pues lo que ocurre es que te cae encima una cantidad enorme de tópicos y una increíble dosis de sentido común: «Come carne que tiene que crecer» (¡yo he odiado siempre la carne!); «Deja de fumar, ¿qué son nueve meses de sacrificio en comparación con la salud de tu hijo?» (¡una infinidad, la eternidad!); «Descansa» (¡pero, si no estoy cansada!).

—¿Preferías ignorar que estabas embarazada? ¿Te comportaste como si nada hubiera cambiado?
—En la medida en que me lo permitieron los demás. Me explico: mi vida diaria estaba vigilada —y condenada— por mi familia, que la consideraba una continua transgresión. «¿Es realmente necesario que vayas al trabajo en bicicleta? ¿Por qué no coges a alguien para que te ayude en casa? ¿No son demasiados cinco cafés al día?» Eran sólo preguntas, insinuaciones delicadas, pero tenían la capacidad de arruinarme el día y, además, me hacían dudar.

—¿Dudar, de qué?
—De ser una mala madre, ya antes de empezar. Si le hubiese ocurrido algo al niño, ya imagino los comentarios: «Te avisamos... Se veía venir... Debiste estar más atenta...».

—¿Nunca has tenido miedo de perder el niño?
—La idea me aterrorizaba. Me habría sentido totalmente responsable: ¿rechazaba a este niño hasta el punto de querer expulsarlo? Pero, había otra cosa que todavía me asustaba más. Mi madre había tenido, tanto para mí como para mi hermana, embarazos difíciles, con pérdidas y amenazas de aborto. Tuvo que permanecer en la cama durante más de dos meses. Me angustiaba la idea de que a mí pudiera sucederme lo mismo.

—*Límite, dependencia: la pérdida de libertad, racionalmente, es irrefutable. Pero, ¿no sentías ninguna emoción cuando notabas que el niño se movía dentro de ti?*

—Esta es la pregunta con la que todo el mundo me ha atormentado, haciéndome sentir cada vez extraña, mentirosa, e incluso en peligro. «¿No notas cómo se mueve?», me preguntaban las amigas, mi hermana, mi madre... El único que procuraba no hacerme preguntas era Francisco. Evitaba notar mi barriga, o sea que no digamos ya tocarla o hablar de ella. Yo nunca he notado que algo se moviera dentro de mí. Me acostumbré tanto a decirlo, que me lo llegué a creer.

—*¿Cuándo dijiste claramente: voy a tener un hijo?*

—Creo que simplemente la metamorfosis ocurrió. Soy la madre más aprensiva, previsible, incansable y que adora más a su hijo. No fue un proceso, ni una decisión. Fue un giro radical. Instantáneo, como en una película de ciencia-ficción: el paso a una nueva dimensión. Estuve diciendo *no* durante nueve meses y, en un segundo, decía sí con todo el convencimiento. Todo mi cuerpo era aquel sí. Pronuncié la frase «Voy a tener un hijo» en el preciso instante en que pude decir: «Tengo un hijo».

Mis apuntes del quinto mes

Pensamientos sobre el niño

La canastilla

Desde que estoy embarazada hago vestidos de punto para el niño. Nunca hubiera pensado que un día acabaría haciendo estas labores, para las que tengo tan poca habilidad, y que dedicaría una parte tan grande de mi tiempo libre a hojear revistas de moda para bebés, para copiar jerseys y mantas.

Ocuparme de este apartado me divierte y, además, es una manera de sentirme más próxima a mi hijo, de demostrarle mi afecto y dedicación.

El primer jersey que he hecho para mi bebé es blanco, con un bordado verde, muy mono, sobre todo si tenemos en cuenta mi poca experiencia. Lo he copiado de uno que tenía yo cuando era pequeña, que vi en una fotografía. En la buhardilla, en un baúl que creía vacío, encontré ropa de cuando era pequeña, pero aquel jersey no estaba. En cambio, entre el montón de ropa acartonada y amarillenta, hallé dos en buenas condiciones, que creo que podré aprovechar. Me hace ilusión utilizar para mi niño una prenda que llevé cuando era pequeña, aunque la ropa que se vende hoy es mucho más bonita y práctica que la de veinticinco años atrás.

Vestir al niño con prendas de cuando ella era pequeña representa para Lara una de las formas más explícitas de expresión y realización del deseo de volver a la infancia a través de un hijo, para revivir junto a él un periodo importante y lejano de la vida.

El afecto por la tía y los celos del primo

He encontrado también dos sábanas que mi tía bordó para el nacimiento de mi primo y que me hicieron recordar algunos detalles de aquellos días. Veo como si fuera hoy a mi tía sentada en la máquina de coser o en la butaca haciendo punto. Hacía cosas que me parecían maravillosas y que me daban ganas de volver a ser pequeña para poder llevarlas. Recuerdo que me entristecía cuando iba a su casa y ella estaba cosiendo o haciendo bordados, porque no tenía tiempo para jugar conmigo. Siempre tenía algo que hacer en los momentos libres de que disponía y no podía cogerme en brazos por culpa de la barriga. Yo, la sobrinita preferida, me sentía marginada, me parecía no contar para nada desde que estaba aquel bebé... ¡que todavía no existía!

Mi tía me aseguraba que, después de nacer el niño, continuaría llevándome de vacaciones, me invitaría a comer los miércoles. Sin embargo, yo la notaba lejana, perdida para siempre, tan distante y extraña que incluso un día me dio un bofetón.

Estábamos en el parque, de paseo. Yo me había acercado a un cochecito para ver el bebé que había dentro. Era muy bonito, pero tenía algo extraño en la mirada y, a pesar de que era ya un poco mayor, no aguantaba la cabeza recta. Me quedé muy sorprendida y observé cierta incomodidad en la actitud de mi tía. Cuando nos fuimos, me explicó que aquel niño estaba muy enfermo, probablemente desde que nació.

Al cabo de un tiempo, hablando del primo y recordando aquel niño que habíamos visto en el parque, le dije que no se preocupara si por casualidad su niño nacía como aquel, porque podría echarlo a la basura sin miedo a quedarse sola, puesto que ya estaba yo que la quería y que seguiría haciéndole compañía.

Aunque lógicamente no estaba en condiciones de admitirlo, tuve que desear profundamente que el bebé fuera feo, malformado, disminuido, enfermo, o incluso que muriera.

Mi deseo era volver a ser la sobrina preferida, tenerla nuevamente toda para mí, sin tener que compartirla con otro niño.

Cuando mi tía se quedó embarazada, yo tenía cinco años. Era una cría, pero ya había experimentado la sensación de perder afectivamente a alguien. El año anterior había nacido mi hermana. No recuerdo exactamente las impresiones de entonces, pero hubo una imagen que se me quedó grabada, clara y precisa como si la viera proyectada en una pantalla de cine: mi madre internada en la clínica en donde nació mi hermana, tumbada en una cama que me parecía altísima, inalcanzable para mí. Entro en la habitación, pero salgo inmediatamente, porque me parece que mi madre no me ve, ni tan siquiera se da cuenta de mi llegada, como si aquella niña, una intrusa que no quiero conocer ni quiero ver, copara todas las miradas y todo el cariño. Bajo corriendo por las escaleras, llorando a lágrima viva y grito que mi hermana es fea, mala, que se me lleva a mi madre, que por eso no la quiero y no tiene que venir a mi casa... Me gustaría deshacerme de ella, tirarla, venderla, dejarla en un contenedor o tirarla al retrete, con tal de que desaparezca para siempre.

Los inevitables celos fraternales

Aunque a veces nos cueste aceptarlo, el nacimiento de un hermano causa siempre una reacción de celos en el niño mayor, que siente por el intruso una agresividad más o menos intensa, según distintos factores: el carácter, la edad, la situación familiar, etc. En contra de lo que muchos creen, los celos son mayores cuanto menor es la diferencia de edades. En efecto, si el hermano mayor todavía tiene mucha dependencia de la madre, notará que desde el inicio de la gestación ella se presentará menos dispuesta a satisfacer sus deseos, porque, aunque no lo quiera menos, orienta su cariño hacia otra persona. En cambio, si el niño es más mayor nota inevitablemente la separación de su madre, pero puede compensarlo con otros afectos e intereses.

Un sueño angustioso

Estando embarazada he soñado varias veces con mi tía. No recuerdo exactamente el contexto, pero todas las veces me desperté con el temor de que hubiera algo en mi embarazo que no funcionara correctamente, y que el niño tuviera problemas de salud.

Durante el día, de vez en cuando tengo miedo de que mi hijo no sea normal. Son desgracias que lamentablemente ocurren. Cuando trabajaba en la escuela, tuve ocasión de verlo directamente. Aunque me resulta imposible cerrar los ojos a este triste aspecto de la realidad, intento pensar en ello lo menos posible y desviar la atención a otras cosas, ya que no quiero crearme preocupaciones inútiles. Sin embargo, la noche antes de que me hicieran una ecografía tuve un sueño que me dio un miedo incontrolable.

Soñé que en el salón de casa había una señora que hablaba con el mismo acento extranjero que mi tía y llevaba un vestido parecido a uno que le recuerdo a mi tía cuando estaba embarazada. Esta persona, que a tenor de la familiaridad de la conversación yo debía conocer bien, me aconsejaba abortar porque se había enterado de que mi niño sufría una enfermedad incurable.

Me desperté sudando, con palpitaciones, presa del pánico. Por mucho que intentaba tranquilizarme diciéndome a mí misma que no era más que una pesadilla, me parecía un mal presagio que se produjera justo aquella noche. Cuando fui a hacerme la ecografía estaba muy nerviosa y, aunque procuraba no pensar en lo que había soñado, no podía dejar de pensar que de un momento a otro me comunicarían un diagnóstico negativo.

El médico tuvo que repetirme varias veces que todo iba por buen camino, porque me daba miedo incluso que me escondiera algo. Pasadas unas horas, por fin logré relajarme completamente y tomar la oportuna distancia de una pesadilla que no se entroncaba con la realidad, sino con una experiencia de la infancia. Después de la angustia pasada y de haber visto la imagen del feto en el monitor, pude librarme a las más tiernas y serenas fantasías sobre el niño.

El miedo de dar a luz un niño enfermo

Uno de los miedos más típicos de la futura madre es el que hace referencia a la salud del bebé. En un momento u otro, a todas las mujeres embarazadas les ha asaltado la duda de que su hijo pudiera nacer con problemas. La mayor parte consiguen no dejar que esta idea les venza, pero otras no evitan que este pensamiento obsesivo se imponga a todas las demás fantasías, sin que sirvan de nada las explicaciones del médico o los resultados de pruebas específicas como la ecografía o la amniocentesis.

La intensidad de este miedo, que raramente está causado por situaciones objetivas, depende de la intensidad con la que se manifestaron durante la infancia ciertos sentimientos de celos y de odio, y de los sentimientos de culpabilidad que de ellos se derivan.

Cuanto más inconscientes hayan sido estos sentimientos, y cuanto más olvidados y enterrados estén, más continuarán actuando en la profundidad de quien los ha vivido, y más se canalizarán hacia objetos que puedan satisfacerlos. Durante el embarazo, la figura principal es el niño, el pequeño intruso que, como se ha dicho anteriormente, es tan deseado, querido, buscado, que con su presencia en el útero modifica todas las relaciones que la madre había instaurado hasta aquel momento.

En él recaen los sentimientos ambivalentes de la madre, que normalmente se niegan y que son más difíciles de reconocer cuanto más ocultos están en el subconsciente. Una de las caras típicas de los sentimientos ambivalentes de la madre es precisamente la preocupación excesiva e injustificada por la salud del niño. Sin darse cuenta teme que se produzcan en él los deseos que, en épocas de la vida lejanas y olvidadas, ella misma había sentido hacia alguien cuyo puesto ha ocupado ahora el niño.

En el caso de Lara, este miedo, que en el episodio descrito alcanza un alto grado de intensidad, guarda relación con sus deseos infantiles.

Durante el embarazo, Lara descubre con sorpresa actitudes e intereses gratificantes que le hacen sentir una buena madre. La descripción de sus pasatiempos, que relaciona con el recuerdo de lo que veía hacer a su tía cuando esta estaba en estado, le hace recordar las sensaciones vividas en la época en la que solía visitarla.

Cuando nace su primo, Lara siente la misma sensación que tuvo al nacer su hermana. Así pues, desear que el primito sea como el niño que vio en el parque (bonito, pero minusválido), o encontrar a la hermanita fea, mala y querer tirarla, representa un grito de desesperación de la niña que, al sentirse marginada (aunque sólo sea en su fantasía y no en la realidad), espera que el otro, el rival, se aparte, se muera o, si se queda, sea feo o esté enfermo para que no pueda disputarle la primacía en el terreno afectivo.

Sabiendo estas cosas, es fácil intuir que los sueños que asustan a la protagonista, especialmente la pesadilla que tiene la noche antes de la ecografía, no tienen ningún valor predictivo. Simplemente ponen de relieve que los sentimientos ambivalentes que había sentido siendo niña son los mismos que, al llegar a la edad adulta, orienta de forma inconsciente al futuro bebé.

NUNCA MÁS SOLA
(ENTREVISTA CON FRANCISCA)

—Hiperactiva, «con proyección», una mujer que siempre ha organizado su vida y la de los demás: ¿cómo se afronta el embarazo trabajando diez horas al día en un periódico?
—Aferrándome a la máscara de la eficacia. Este fue mi desafío personal. He vivido estos siete primeros meses de gestación con un sentimiento de prueba de resistencia. Quería demostrar a toda costa que podía hacerlo, que podía rendir en el trabajo exactamente igual que antes. Me exigí a mí misma un esfuerzo enorme. Porque esperar un niño es una auténtica revolución, es una deflagración del cuerpo y de la cabeza. Es como entrar en una especie de centrifugadora: cada trozo de tu vida se vuelve del revés, se mezcla, se pone en tela de juicio. Es un gran caos y, cuando finaliza, todo vuelve a su lugar, pero con un orden nuevo. La escala de valores de tu vida se invierte por completo. De cara al exterior, es difícil desempeñar el papel de siempre.

—... deflagración del cuerpo: ¿a qué te refieres?
—Que todo el mundo te cuenta grandes mentiras sobre la gestación. No sé si es porque tengo ya una cierta edad (quizá debería recurrir a uno de estos eufemismos hipócritas y definirme a mí misma como «madura»). Nos hacen creer que la gestación no es una enfermedad. Yo podría hacer, mes por mes, una lista interminable de síntomas. Empecé con un prurito terrible e inexplicable en todo el cuerpo. Luego, te hinchas. Primeramente la barriga. Cada centímetro de mi cuerpo ha cambiado de forma y, por término medio, ha doblado las dimensiones. Siempre he estado orgullosa de mis pies, delgados y ahusados: pues ahora parecen de

plástico expandido. Gasto dos tallas más de sujetador, tengo brazos de culturista, un cuello inmenso y una cara que parece dibujada con un compás... Durante los primeros meses los movimientos se hacen más lentos por culpa de tu cuerpo agigantado. No tuve náuseas pero, en contrapartida, tuve que luchar contra una molesta y persistente somnolencia. Te dicen que debes escuchar a tu cuerpo, hacerle caso. Yo, si hubiera hecho caso de mis sensaciones, habría dormido dieciocho o veinte horas. Mi único deseo, a lo largo de todo el día, era volver a la cama.

—*Pero, en cambio, has trabajado frenéticamente hasta la semana pasada, cuando empezaste la baja por maternidad.*
—No hubiera resistido un día más. Sin embargo, estoy muy orgullosa de haberlo conseguido: ¡ni una sola hora enferma! El mérito también es de Piero, mi compañero, que asumió el impacto de las transformaciones con una capacidad de adaptación y una paciencia que no me esperaba. De un día para el otro, se encontró sin la mandona, invasora y omnipresente que, en el plazo de un año, le había revolucionado la vida (se mudó a su casa, le trajo un gato, un hámster, centenares de vestidos, un recibo de teléfono exorbitante y multitud de amigos, compromisos, viajes, fiestas). De pronto, la superorganizada (y estresada), la que siempre sabe qué hacer y cuándo hacerlo, la que nunca pide ayuda, que estudia, que habla por teléfono, que lleva la casa, escucha música, sale, hace, deshace, la que quiso un hijo a cualquier precio («¿por qué no? No nos cambiará la vida... ¡a nosotros, no!»), se convirtió en una especie de niña petulante y miedica. De cara al mundo exterior hice el papel de mujer fuerte, pero en casa sufrí una verdadera regresión. No tenía fuerzas para nada y sólo sentía una gran necesidad, un ansia insaciable de cariño y tranquilidad. Era como un recipiente sin fondo: cuanto más recibía, más notaba que me faltaba. Nunca tenía suficiente.

—*¿De qué tenías miedo?*
—En primer lugar, de que dejara de gustarle. Nunca he sido una mujer guapa. Como mucho, interesante, por abundar en el terreno del eufemismo. Ahora, con esta especie de explosión desbordante, me aterrorizaba la idea de que me encontrara ridícula, que mirase otras mujeres, que no soportara mi andar calmoso,

casi de matrona, que encontrara fastidioso mi balanceo infantil. A partir del cuarto mes, empecé a dejarle en la cocina notas del tipo «Franciscaandres han ido a trabajar, y les gustaría mucho, a la vuelta, encontrar la mesa preparada. Un beso doble». ¡Patética!

—*Franciscaandres: dos nombres, ¿el tuyo y el de tu hijo pegados?*
—Sí, la sensación de ser dos empezó muy pronto. Ni tan siquiera me tomé la libertad de pensar en mi hijo. Antes de la amniocentesis no tenía valor; me daba miedo que algo no funcionara. Era un miedo frío, irracional. Sabía que había esperado demasiado. Sabía que a mi edad, el porcentaje de riesgo de que el hijo sufriera síndrome de Down era muy alto. Por esta razón no entré nunca en una tienda premamá, no hice ningún proyecto, no compré nada, ni tampoco intenté imaginar cómo sería. Me censuraba cualquier pensamiento sobre mí o sobre mi hijo. Quizá nunca llegaría a ser madre; quizá perdería al niño. Cuando me dieron los resultados, todas las sensaciones que había aparcado tomaron vida. Y con una gran sensación de alivio, casi incontenible, me sentí la madre orgullosa de un varón, Franciscaandres.

—*Y, a partir de aquel momento, ¿ya no tuviste miedo?*
—Tengo todo tipo de miedos. Una vez alejada la duda del síndrome de Down, he empezado a preocuparme por las malformaciones. El último pensamiento recurrente es saber si tendrá todos los dedos. Mi ginecólogo no me toma en serio. En la última ecografía ha controlado los parámetros. Las medidas son correctas, todo es normal. Le he suplicado que contara los dedos. Me ha respondido que no es importante. Para mí, sí lo era.

—*¿Cómo sigue la lista de preocupaciones?*
—Quizá pueda parecer una preocupación frívola, secundaria, tonta y banal, pero me da mucho miedo no volver a ser como antes. Físicamente, quiero decir. Me ha cambiado incluso el color de la piel, y los dientes, y la consistencia del pelo. Realmente, ¡hay que desear mucho un hijo para soportar todo esto! También me da miedo el embrutecimiento mental. Temo volverme una madre que piensa como una madre, habla como una madre, come, duerme, vive como una madre y no tiene ningún otro interés. Me da miedo verme superada por mi hijo, por sus exigencias, con-

vertirme en un surtidor de leche, papillas, mimos, de ponerme el batín y los rulos a las cinco de la tarde, contenta y agotada. Tengo miedo de no salir adelante, de no estar a la altura. Y también de pasar a segundo plano, de perder el afecto y todas las atenciones que ahora me envuelven.

—*¿Y el parto?*
—No, el parto no me da miedo, supongo que porque no pienso en él. Todavía no. Ahora no.

Mis apuntes del sexto mes

Cambios físicos y psicológicos de la mujer embarazada

Los cuidados corporales

Desde que estoy embarazada, sigo con atención los cambios que experimenta mi cuerpo. Cuando camino por la calle, con el rabillo del ojo observo mi silueta en los escaparates. En los espejos me miro atentamente para captar cualquier diferencia. Me doy cuenta de que camino con un paso diferente al de antes, diría que un poco ridículo. Y, sin embargo, en conjunto tengo la sensación de estar más guapa, como si la felicidad que siento se irradiara a toda mi persona.

Al principio vivía una situación de conflicto. Por un lado, temía perder la línea y asistir impotente a una serie de cambios físicos. Por otro lado, me moría de ganas de tener barriga, para demostrar, a mí misma y a los demás, que estaba en estado.

Me gusto con la barriga porque me da seguridad y me hace sentir admirada. A veces me pregunto qué sentiré cuando ya no tenga barriga, si la echaré en falta.

Hace poco tiempo que he empezado a ponerme vestidos premamá. Los normales todavía me entraban, pero me había prometido que cambiaría de ropa cuando notara que el niño se movía y estuviera segura de que todo funcionaba correctamente.

Ahora, en cambio, con la barriga bien visible dentro del vestido de premamá, estoy muy orgullosa de que se note mi estado, y no entiendo por qué muchas mujeres intentan ocultarlo hasta que no les queda más remedio que admitir los cambios de su organismo.

Durante el embarazo, la mujer centra su atención principalmente en ella misma, en su cuerpo, en los cambios que se producen en él. El niño forma parte de ella aunque, como dice Lara, a medida que se acerca el final de los nueve meses pasa casi a un segundo plano para dejar espacio a los interrogantes sobre cómo se desarrollará el parto y cómo cambiará su vida después de dar a luz.

La ambivalencia por el niño

La forma en que cada mujer vive la gestación es reveladora del grado de ambivalencia inconsciente que alimenta por el niño. Esta es particularmente intensa en dos tipos de gestantes: las que viven el embarazo como una enfermedad, por la intensidad de los síntomas, y las que niegan paroxísticamente su estado.

Estas últimas continúan fumando en exceso, cansándose cuando tendrían la posibilidad de no hacerlo, cometiendo errores dietéticos, practicando deportes poco indicados, etc. Desde el punto de vista psicológico, están tan poco involucradas que no se dan cuenta realmente de que están embarazadas hasta que no pueden dejar de ignorar unos cambios físicos que son evidentes.

Es interesante observar también que la forma de comportarse en el parto es diferente: normalmente las primeras aceptan la intervención médica como una consecuencia lógica de su embarazo, mientras que las otras pretenden que se desarrolle como un parto natural, humanizado, autogestionado, porque creen que así recuperan y compensan el contacto que no han tenido con el bebé durante los primeros meses.

En ambos casos es fácil que el conflicto psicológico, que ha caracterizado la espera, reaparezca en el periodo del puerperio y dificulte el contacto con el bebé.

La ambivalencia con respecto a la madre

El primer vestido premamá me lo regaló mi madre. Era una buena idea, pero cuando fuimos a comprarlo, nos peleamos. Sentí un rencor tan fuerte, que todavía hoy me parece injustificado.

Desde que estoy embarazada he notado que la relación con mi madre se ha intensificado, tanto en los aspectos positivos como en los negativos: la veo más a menudo que antes, me invita a comer con frecuencia (así está segura de que me alimento correctamente), y a veces salimos de compras; en la recta final del embarazo me instalé en su casa, debido a que mi marido tuvo que realizar un viaje de trabajo y no me apetecía pasar la noche sola. Cuando estoy con mi madre, a veces me agobia con sus muestras de afecto y su temor excesivo de que me ocurra algo. No entiende que, aunque esté esperando un niño, sigo siendo una persona adulta, libre, independiente. Para ella he vuelto a ser una niña a la que hay que mimar y dirigir.

Al principio, este comportamiento me satisfacía porque me proporcionaba todas las ventajas de depender de otra persona. Sin embargo, últimamente me he apartado un poco. Me he dado cuenta de que no puedo buscar su apoyo cuando me interesa y rechazarla cuando me da la impresión de que invade mi intimidad. Además, no soportaba que continuamente me diera consejos sobre lo que tendré que hacer con mi hijo o me repitiera mil veces cómo organizó ella los preparativos para mi nacimiento y el de mi hermana. En el fondo, me gustaría evitar que se repitiera el desagradable episodio que se produjo unos meses atrás, cuando fuimos a comprar el vestido premamá. Posiblemente, sin darse cuenta, pretendía que lo eligiera en función de su gusto e insistía en que me quedara uno que yo encontraba horrible y que me hacía sentir ridícula y patosa. A mí me gustaba otro, más juvenil y moderno, que me sentaba mucho mejor. Como quiera que ella insistía, le dije que si no quería regalármelo ya me compraría yo uno, y ella se ofendió.

No era la primera vez que se producía una escena de este tipo. Cuando era niña me obligaba a menudo a vestirme como ella quería. Ahora que soy adulta y voy a ser mamá... ¿acaso no tengo derecho a vestirme como me plazca?

La pelea de Lara con su madre, que no pasa de ser una anécdota, pone de manifiesto una fuerte carga de agresividad que existe entre dos polos que el embarazo ha aproximado: la hija y la madre.

La primera, en ciertas ocasiones, tiende a reactivar deseos infantiles y a asumir comportamientos de niña, pero quiere mantener su independencia de adulta. La segunda continúa considerando y tratando a su hija como a una niña, pero tiene que rendirse ante la evidencia de que ya no lo es. Por tanto, no deben sorprendernos ni las actitudes regresivas de la hija, ni el comportamiento posesivo de la madre, que son la expresión de su rivalidad inconsciente.

En muchos casos, la relación madre-hija se desvía a la suegra, que se convierte en la antagonista de la gestante. En el plano inconsciente, nada cambia. El conflicto con la madre, vivido en la infancia y reactivado durante el embarazo, sale a la luz a través de la suegra.

Todo ello sirve para entender por qué la espera de un niño, aceptado y deseado, puede desencadenar conflictos familiares violentos y dolorosos, porque tienen sus raíces en un nivel mucho más profundo que las causas que los han provocado. Pensemos, por ejemplo, en las discusiones que puede suscitar la elección del nombre del niño o de las personas que van a ser sus padrinos.

Cambios psicológicos de la mujer embarazada

No empecé a comprar cosas para el niño hasta el final del embarazo. Durante los primeros meses me limitaba a mirar los escaparates y me quedaba absorta imaginando cómo vestiría a mi hijo y cómo le arreglaría la habitación. Antes del embarazo, raramente había entrado en una tienda de ropa infantil y siempre lo había hecho muy deprisa. En cambio, ahora, la última vez que entré pasé allí toda la tarde, escogiendo y comprando juguetes, vestidos, peleles...; en definitiva, cosas que me hacían sentir más próxima a él. Estas horas que le dedicaba, para mí, eran una forma de hacerlo más real, más verdadero, más tangible. Me he dado cuenta de que antes de estar embarazada ni siquiera me fijaba en la existencia de las tiendas infantiles, y ahora veo que están por todas partes, allí donde pongo la mirada.

Lo mismo me ocurre con las mujeres embarazadas. Nunca había visto tantas y, en cambio, las estadísticas demuestran que no hay más ahora que antes.

Muchas mujeres afirman que, desde el inicio del embarazo, viven todo lo que no guarda relación con su estado con un cierto distanciamiento, porque les parece secundario, no les interesa, lo encuentran aburrido y poco interesante. El proceso psicobiológico que vive la gestante influye también en sus percepciones, y explica que su interés se centre en las tiendas infantiles y en las demás mujeres embarazadas que ve por la calle.

Desde que estoy embarazada, he reducido mis compromisos laborales y dedico menos tiempo a mis intereses. A menudo me siento cansada, como si esta época de mi vida me estuviera absorbiendo todas las energías. A veces me preocupa un poco no ser la mujer activa de antes, pero luego pienso que lo que siento es natural y no me tiene que extrañar. De hecho, esperar un niño significa estar produciendo veinticuatro horas al día.

A medida que se acerca la fecha, mis pensamientos se centran cada vez más en el parto; la idea del niño era mucho más fuerte al principio del embarazo que ahora. A todas las mujeres embarazadas les ocurre lo mismo. Quizás es una reacción natural y no tengo que sentirme culpable. En realidad, no sólo pienso menos en el niño, sino que en ciertos momentos el miedo al parto me hace pensar que no hubiera tenido que complicarme la vida.

Esta separación de la realidad en la que vivo, que aumenta día a día y que me hace sentir el centro del universo con todas mis pequeñas ansias, me induce a pensar que cuando haya nacido el niño, la realidad externa me afectará poco durante algunas semanas porque estaré ocupada con él. Me parece casi imposible pensar que cuando nazca cambiará radicalmente mi vida y, sin embargo, he de admitir que el embarazo ya ha comportado cambios de distintos tipos, que nunca hubiese imaginado. Desde que estoy embarazada, he tenido un gran deseo de volver de nuevo a lugares que durante mi infancia eran familiares. Sin ir más lejos, este verano he ido con mis padres al pueblo de la costa adonde iba de niña, y alquilamos la misma casa que entonces. Aunque naturalmente muchas cosas habían cambiado, el ambiente era conocido, familiar, y yo me sentí a gusto y protegida.

También he vuelto a ver algunas amigas de hace veinte años, de quienes no había tenido noticias desde entonces. Una también está embarazada, y otra ya tiene dos niños. Al verlas de nuevo, resurgió la antigua relación de complicidad, como si el hecho de hablar de las respectivas experiencias de madre fuera la continuación lógica de los juegos maravillosos que teníamos de niñas con las muñecas.

La reactivación de algunos deseos infantiles a veces se convierte en un auténtico retorno a la infancia. Esto ocurre en distintas situaciones, como las que vive Lara: volver a pasar el verano en el lugar adonde iba de niña, o restablecer el contacto con las amigas de la infancia. Sin embargo, si estos deseos regresivos y ambivalentes no se integran armoniosamente en la vida de la mujer adulta, pueden desembocar en conflictos abiertos con las personas que la rodean.

ENTRE MADRE Y SUEGRA
(ENTREVISTA CON HILARIA)

—¿Crees que es posible ser madre sin dejar de ser hija?
—Todo depende de la relación que seas capaz de construir (o de recuperar) con tu familia de origen. Yo fui una adolescente conflictiva. Me he rebelado, he criticado, he luchado, he censurado la situación de bienestar de mi familia. Me fui de casa a los dieciocho años, he viajado, he trabajado en infinidad de cosas (desde intérprete hasta camarera), he roto las convenciones de unos padres tradicionalistas y conservadores. Ahora que estoy embarazada, lo que más deseo para mi familia es una casa bonita y una vida cómoda. Es un hecho de madurez o de asimilación cultural. He crecido así: la rebelión era tan sólo una etiqueta de la edad.

—¿Y tus padres te aceptaron?
—Hoy puedo decir que siento una gran estima por mi madre. A pesar de desaprobar mis decisiones y de haber hecho lo posible por contrarrestarlas, nunca me ha cerrado la puerta de la confianza. Yo siempre tuve la sensación de poder contar con ella.

Quizá fui un tanto vehemente al marcharme de casa, tal vez porque sabía que siempre estaba a tiempo de echarme atrás. En realidad no fui valiente, siempre habría podido volver.

—*¿El embarazo ha contribuido a acercar las posiciones?*
—La situación ya había mejorado: regresé a mi ciudad, me casé con un chico londinense que conocí en uno de mis múltiples viajes y había reanudado el contacto con algunas amigas del colegio (mi «antiguo» ambiente). Encontré un trabajo de traductora: todo un proceso de «normalización». Con mi madre siempre había estado en contacto y, ahora, al vivir en la misma ciudad, era más fácil que nos viéramos; de hecho, teníamos la costumbre de hacerlo una vez por semana, en territorio «neutro». Cada lunes comíamos juntas, con postre y café, en un pequeño bar ubicado en el barrio en donde habíamos vivido cuando yo era niña. Supe que estaba embarazada un día a la mitad de la semana, pero no la llamé para decírselo, sino que esperé al lunes siguiente.

—*¿Ella cómo reaccionó?*
—Una vez más, mi madre tuvo la capacidad de sorprenderme. En lugar de mostrar sorpresa, alegría o preocupación (o alguna otra emoción), me transmitió respeto, solidaridad y calma. Como si sintiera admiración. Ella, que sabía exactamente lo que significa tener un hijo, que había pasado por aquel trance, que había sentido lo mismo que siento yo ahora... Recordaba y me admiraba.

Al día siguiente se presentó en mi casa con un ramo de flores y una chaqueta nueva, ceñida en la cintura, de color rojo esmaltado: «Póntela estos dos meses. Luego olvidarás durante un buen tiempo que eres una mujer, una mujer guapa».

—*¿Tienes contacto con la familia de tu marido?*
—La madre de Joseph vive a dos manzanas. Es una mujer independiente, muy discreta, nunca me ha dado problemas. Pero todo cambió cuando me quedé en estado. Cuanto más mejoró la relación con mi madre, más empeoró con mi suegra. Es como si aquella niña que estaba a punto de nacer la eximiera del propósito de mantenerse al margen. No hay día que no me telefonee para decirme lo que ha leído en el periódico: que para las mujeres embarazadas es bueno, qué sé yo, la granada, y que, en cam-

bio, es perjudicial la papaya... Una sarta de tonterías y pretextos para tener su dosis de protagonismo. Pero, en lugar de suscitar una reacción de cariño o de simpatía por parte mía, me pone de los nervios. He descubierto en mí misma una faceta de agresividad defensiva que hasta ahora desconocía. Que me diga o diga de mí lo que quiera, pero a mi hija ni tocarla.

—*Ahora estás al principio del noveno mes. ¿Qué esperas del final del embarazo?*
—Hay un obstáculo que no me resulta indiferente: el parto. Debo admitir que no he pensado en ello hasta ahora, hasta que he empezado el curso de preparación al parto, y se ha convertido en una fijación. Quizás es culpa de la ginecóloga, que nos programa ejercicios horribles con una bola de tenis que representa la cabeza (miniaturizada) del niño, y que hay que empujar para entrenar los músculos. La última clase me dejó una sensación pésima. Yo me imaginaba la sala de partos, estirada en la camilla, rodeada de un equipo médico que se ocupaba de todo. Ella, en cambio, nos describió una escena prácticamente agónica. Nos dijo que depende sólo de nosotras, que debemos movernos, subirnos a la camilla a cuatro patas, utilizando todos los músculos del cuerpo. Durante casi media hora nos ha enseñado a gritar de «modo explosivo». Me inquieta la idea de que me tengan que ver en esta pantomima. Y, además, yo no quiero gritar.

—*¿Le pedirás a tu marido que esté a tu lado en la sala de partos?*
—Hay quien lo desaconseja. Me dicen que no debo dejar que me vea en aquel estado, porque puedo impresionarlo y dejar de gustarle. Yo no creo que su participación sea importante. Durante estos nueve meses, he notado que el peso del embarazo recaía en mi persona. No es mi intención culpabilizarlo, pero he sido yo quien ha tenido que dejar de trabajar, quien llevará las marcas en su cuerpo, y quien duerme poco. Quiero que, por lo menos con la vista, él participe de alguna manera.

—*¿Cómo imaginas que será?*
—Estoy demasiado impaciente como para poder imaginarlo. Cuanto más cerca está la fecha del parto, más terror me da. Me da miedo la episiotomía, el esfuerzo... en definitiva, el momento

en que diga: «ha llegado el momento». Durante estos días noto que la niña se mueve continuamente. Cuando está quieta unas horas, la escucho con atención y preocupación. Otras veces hace como unos pequeños sollozos y cambio inmediatamente de posición. ¿No se estará ahogando? Me pregunto constantemente qué efecto me producirá verla. Me asusta la idea de conocerla. ¿Y si no me gusta? ¿Y si la primera reacción es de rechazo?

—*¿Cómo imaginas el futuro con ella?*
—Me da miedo a largo plazo. Por ejemplo, ya he empezado a plantearme si la llevaré a un colegio público o a uno privado. Pienso si debo tener un segundo hijo sin esperar, para no dejarla sola. Tengo mil preocupaciones de orden logístico, económico, organizativo, práctico (¿canguro, guardería, abuelos...?). Y al mismo tiempo he entrado en una realidad totalmente desconocida: la moda infantil. Espero no ser víctima del síndrome de la «joven mamá más encantadora del mundo». Me niego a convertirme en una suculenta presa de la publicidad, y acabar en el parque con el cochecito y armada con todos los accesorios de marca.

Mis apuntes del séptimo mes

Los miedos de la mujer embarazada

El miedo al parto

Desde que estoy embarazada he leído muchos textos que explican con todo lujo de detalles lo que ocurre durante el periodo de la gestación y cómo se desarrolla el embrión y el feto durante los nueve meses de vida intrauterina. Hablando con otras mujeres, me he dado cuenta de que normalmente estos temas sólo interesan cuando se viven en primera persona, y en general se tienen las ideas bastante confusas, a no ser que se tenga un conocimiento de un cierto nivel por razones profesionales.

Saber cómo se desarrolla el parto permite afrontarlo con más tranquilidad. De todos modos, tener conocimiento de todos los detalles no basta para mitigar los miedos que todas las mujeres tienen por un acontecimiento nuevo y desconocido. Incluso la mujer que ya ha dado a luz suele tener un cierto temor ante el parto, bien porque ha quedado traumatizada por experiencias anteriores, o bien porque sabe que cada parto se desarrolla de una forma distinta. En mi opinión, la intensidad del miedo depende de lo que nos hayan contado sobre nuestro propio nacimiento.

A una amiga, su madre le había presentado un cuadro inquietante del parto, caracterizado por la angustia de no saber qué hacer durante las contracciones y por el sufrimiento de dolores lancinantes e incontrolables, así como por fuertes pérdidas de sangre. Mi madre, en cambio, sin negar el dolor del parto, siempre me lo ha descrito como un «mal natural», no provocado por una enfermedad, que dura poco porque desaparece en cuanto nace el niño. Según cuenta, pocas horas después de nacer yo, ella ya estaba sentada en la mesa y, si alguien le preguntaba qué tal se encontraba, ella respondía: «¡Casi a punto para hacer otro hijo!» Me considero una afortunada, de modo que estoy convencida de que viviré el parto serenamente y conservaré un recuerdo agradable. Es un acontecimiento que espero desde hace mucho tiempo y que me gustaría poder explicar al bebé que nacerá sin asustarlo, sobre todo si es una niña, porque un día tendrá que afrontarlo ella también.

Conocer los procesos internos que tienen lugar durante el embarazo y en el momento del parto proporciona a la mujer la posibilidad de controlar mejor la situación y de vivirla con tranquilidad. Esto se cumple cuando la embarazada se encuentra en una situación psíquica serena ya que, en caso contrario, los conocimientos no hacen más que alimentar nuevas ansiedades.

El miedo al parto, que se manifiesta en todas las gestantes con mayor o menor intensidad, depende de las circunstancias en las que se desarrolló su propio nacimiento, del estado de ánimo con el que siendo niña escuchó narraciones sobre su nacimiento o sobre el de otras personas (o participó en ellos, sin forzosamente haber asistido) y también de la intensidad del conflicto vivido con la madre durante la infancia. Cuanto más agresivos hayan sido los sentimientos hacia su persona, más fácil es que estos se vuelvan contra ella a medida que se acerca la fecha del parto.

Aunque Lara dice considerarse afortunada, en comparación con su amiga, por la forma en que se le ha explicado su nacimiento, la relación que mantiene con la madre está impregnada de una profunda ambivalencia. Prueba de ello es que, como veremos a continuación, prosigue su narración exteriorizando el miedo a morir durante el parto, inmediatamente relacionado con un momento dramático de su vida de mujer: el del cese de la menstruación.

Con las menstruaciones, que marcan el paso de niña a mujer, se reabre el conflicto edípico, es decir, estalla de nuevo la rivalidad entre madre e hija, silenciada durante el periodo que va de los cinco o seis años hasta la pubertad.

Dado que todas las etapas de la vida sexual (menstruaciones, gestación, parto, lactancia, menopausia) incluyen en sí mismas todas las anteriores, no es de extrañar, por ejemplo, que las tensiones vividas durante la pubertad resurjan durante el embarazo o al acercarse la hora del parto.

Si se quiere ayudar a la mujer a afrontar con tranquilidad la espera y el nacimiento de su hijo, hay que ofrecerle la posibilidad de que viva con serenidad y neutralidad todos los aspectos de su sexualidad ya desde la infancia.

La relación parto/menstruaciones

En ciertos momentos, aunque no quiero admitirlo, cuando pienso en el parto siento un gran miedo, que atribuyo a diferentes causas. La principal es un miedo inconfesable a morir. Me avergüenzo hasta el punto de ni siquiera hablar de ello, porque sé que hoy en día es mucho más fácil perder la vida cruzando la calle que en el parto. Sin embargo, cruzar la calle es un acto habitual al que no se presta ninguna atención, mientras que el parto es un acontecimiento excepcional en el que intervienen emociones más profundas. Lo que ahora siento sólo sería comparable a las primeras menstruaciones, cuando tenía doce años. Fue entonces cuando mi madre me explicó que un día ensuciaría las braguitas con unas gotas de sangre, como les ocurre a todas las mujeres.

La primera vez que tuve la regla era Navidad. Cuando regresé a casa, después de misa, me di cuenta de que mi cuerpo había cambiado. Tuve una sensación de gran alivio viendo a mi madre en plena agitación, explicándome cómo utilizar las compresas, y mi hermana que lloraba en medio de todo aquel revuelo. No sabía lo que ocurría y temía que yo estuviera enferma. Durante la comida de Navidad, se comunicó la noticia a los familiares y yo me sentí incómoda. ¿Por qué todos tenían que estar al corriente de que yo ya era una mujer, que me había ocurrido algo que incluso me daba vergüenza? Y, por otro lado, ¿qué significaba convertirse en una mujer, si yo me notaba igual que antes? ¿O quizás había cambiado? Aquel flujo tan abundante me aterrorizaba, hasta el punto de hacerme pensar en la muerte.

Igual que me ocurrió con la regla, del parto me asustaba la pérdida de sangre, que es mucho más intensa que en todo un ciclo menstrual, pero que en mi fantasía aparece mucho más copiosa y ligada a imágenes de enfermedad y de muerte. Por otra parte, el nacimiento constituye el final de la mujer embarazada, que después de nueve meses de vida conjunta, se encuentra de nuevo sola, sin la doble presencia, diferente de cómo era cuando estaba embarazada y también diferente de cómo era antes, porque la gestación la ha modificado desde los puntos de vista físico y psíquico.

La separación

Aunque tengo muchas ganas de llegar al final del embarazo y de ver a mi niño, me duele pensar que mi vida de mujer embarazada pronto llegará a su fin.

A lo largo de toda la vida, cada vez que se ha terminado algo lo he pasado mal. Y no sólo cuando el final significaba la desaparición de una persona querida o la ruptura de una relación afectiva. Siempre que se han producido pequeños cambios en la rutina diaria que me separaban de alguien, de algo o de una situación a la que me había acostumbrado, he tenido una sensación de vacío, porque me parecía que perdía una parte de mí misma.

De joven y de adulta, he vivido siempre de forma dramática la conclusión de las historias sentimentales, tanto las que me había tomado en serio, como las que no. Me sentía sola y angustiada, y necesitaba mucho tiempo para recuperar la situación de equilibrio, el interés, la alegría. Siempre he echado mucho en falta el apoyo de otra persona que me transmitiera un poco de energía.

Cuando era niña, cada año se producía la separación más dolorosa en otoño, cuando me iba del pueblo costero en donde veraneaba y volvía al colegio. Dejar el mar me causaba una sensación de dolor profundo, visceral, por bien que entendía que no podía quedarme en aquel pueblo en donde ni siquiera había escuela. Pero el caso es que mediaba un abismo entre la comprensión racional y la sensación que me invadía. Como dice la canción, para mí partir era realmente morir un poco.

Las ansias de la mujer embarazada, confesadas o no, tienen que ver con distintos temas, como la salud del niño (véase el capítulo «Pensamientos sobre el niño»), la propia salud, la capacidad de identificar el inicio del trabajo de parto, de controlar y soportar el dolor (véase capítulo «Después del parto»).

El miedo a morir

Uno de los temores fundamentales relacionados con la salud es el miedo a morir que, sin embargo, la mujer casi nunca manifiesta abiertamente. Normalmente evita mencionar el tema y lo esconde, a sí misma y a los demás, por superstición.

Antiguamente, la muerte en el parto no era un acontecimiento raro, hasta el punto que dar a luz comportaba un riesgo real de perder la vida. Esto mismo ocurre todavía hoy en los países más pobres. En cualquier caso, en los países occidentales, la muerte de la madre durante el parto o después de este constituye un hecho excepcional hoy en día, pero el miedo a morir no ha disminuido, por mucho que las estadísticas avalan la poca incidencia de este suceso. En este caso, el miedo de la gestante no se fundamenta en un peligro real, sino que, como los síntomas físicos o psíquicos, es el resultado de la exteriorización de conflictos relacionados con experiencias más o menos profundas y/o repetitivas de pérdida y de separación. En el momento en que se aproxima la separación del hijo que lleva dentro, salen a flote las sensaciones de pérdida, soledad, incapacidad de sobrevivir por sí sola..., es decir, las mismas que experimentó ella misma al nacer, al abandonar el útero materno. Esta primera experiencia de separación, situada en un contexto fisiológico o traumático en función de cómo se desarrolló el parto, influirá en todas las separaciones, reales o imaginarias, de personas, animales, cosas y otras relaciones que más tarde vivirá la mujer.

El miedo a «perder el control»

Cuando pienso en el parto, me da miedo no ser capaz de controlar todo lo que ocurrirá. Yo no he tenido nunca dolores fuertes, nunca me han operado. En definitiva, no sé lo que es el dolor, y me intriga saber cómo reaccionaré a las contracciones. ¿Lograré conservar la calma, respirar como me han enseñado, lenta y profundamente, para que entre el oxígeno suficiente para irrigar bien los músculos de la pared uterina, que están sometidos a un esfuerzo extenuante? ¿O bien me dejaré vencer por el pánico, haré lo contrario de lo que me aconsejen hacer y me tensaré en lugar de relajarme, creando más resistencia al niño que empuja para salir?

Por un lado, creo que me resultará muy difícil mantenerme pasiva durante la fase de dilatación, para secundar las contracciones que sirven para aplanar y dilatar el cuello del útero. Por otro lado, me pregunto cómo podré empujar con todas mis fuerzas, una vez dilatada, para ayudar al niño a nacer. ¿De dónde sacaré la fuerza y el ritmo?

Otro miedo típico que invade a la mujer cuando se aproxima la fecha del parto es el de dejarse llevar por los propios impulsos, sin oponer resistencia y sin intentar controlar una situación que transcurre al margen de su voluntad. La mujer teme ser presa de reacciones incontrolables que considera potencialmente negativas porque podrían obstaculizar el desarrollo normal del parto.

Fantasías previas al parto

A veces me pregunto qué sentiré durante las contracciones, ya que hasta ahora nunca han sido dolorosas. Sólo he tenido la sensación de que mi barriga de vez en cuando se pone más rígida, tersa, compacta, como consecuencia de un esfuerzo o de una relación sexual, o en los momentos en que me notaba más cansada y estresada.

He oído decir que durante el parto, sobre todo al principio, las contracciones pueden confundirse con dolores premenstruales que afectan al bajo vientre y/o a la espalda. Yo, que a diferencia de muchas mujeres nunca he tenido dolores fuertes durante el ciclo, cuando imagino cómo será el parto creo que tendré sensaciones parecidas a los cólicos intestinales que he tenido alguna vez que me ha sentado mal la comida. En estos casos, me he sentido mal durante unas horas, con dolores punzantes e intermitentes, que se han solventado cuando he logrado vaciar los intestinos. En estas ocasiones, la fantasía angustiosa ha sido la misma que se me plantea ahora cuando pienso en las contracciones: imagino dentro del vientre una mano que me estruja, me suelta para darme una tregua, y luego me vuelve a estrujar.

La comparación entre contracciones y dolores intestinales también es aplicable cuando intento imaginar la sensación que se siente cuando se dilata totalmente. Las ganas de empujar están ligadas a la defecación y son una necesidad fuerte, intensa, en general no dolorosa. Pero, ¿será así cuando tenga que empujar durante el parto? Muchas mujeres que se han encontrado mal durante la fase de dilatación afirman que empujar no es doloroso; es más, admiten que puede procurar una sensación inexplicable de bienestar, casi de goce sexual. Creo que yo aceptaré el empuje mucho mejor que las contracciones, bien porque sé que esta fase precede al nacimiento y, por tanto, no debería durar mucho, o porque podré participar más activamente en el proceso y, por tanto, me veré obligada a desviar mi atención de las fantasías angustiosas que temo que me asaltarán en los momentos en que tendré que permanecer pasiva.

Me doy cuenta de que, si empujar está ligado a defecar, el miedo de no controlarme, de perder los estribos durante el parto quizás esconde el miedo inconsciente de expulsar excrementos en el mismo momento en que nazca el niño. Y esto significaría realizar en público un acto privado que implica ensuciarme a mí misma, al niño y a quien lo ayuda a nacer.

Las teorías infantiles del nacimiento

A través de los intentos de imaginar los dolores del parto, Lara compara dos situaciones conocidas: las menstruaciones y los cólicos abdominales, que nos remiten a la relación establecida entre el aparato digestivo y el aparato reproductor en referencia a la fecundación (véase el capítulo «Síntomas de la gestación»), en donde existe un paralelismo con el fenómeno de la expulsión.

Como ya hemos dicho, esta confusión sobre el orificio por donde pasa el niño para nacer representa una teoría infantil y, a la vez, una característica evolutiva: la que hace referencia a la cloaca. El niño cree que en el ser humano, como en todas las especies animales, excepto los mamíferos, hay un único orificio que comunica el interior del cuerpo con el exterior, y que sirve como vía de salida tanto para los excrementos como para el niño que pueda haber dentro.

Estas creencias infantiles, que contrastan claramente con la realidad, pueden reaparecer en las fantasías, en los miedos o en los sueños de las mujeres embarazadas, que son las manifestaciones más directas del subconsciente.

Sueños de parto

Creo que todo esto se refiere a unos sueños centrados en la función excretora y en la confusión entre defecar y parir, que tengo con cierta frecuencia desde que estoy embarazada.

En una ocasión soñé que estaba en casa de unos amigos, en el mar, y tenía ganas de ir al baño. Pero, cuando estaba ya sentada, no podía defecar. Empujaba y empujaba, sin resultado, y oía que alguien decía que el niño todavía no había nacido. Otra vez soñé que estaba sentada en el váter, con toda mi familia alrededor que esperaba que yo defecara. Luego estaba tumbada en la camilla de parto, empujando para dar a luz, pero el niño nunca acababa de salir, y entonces algunos parientes se iban porque no querían esperar más. También soñé que estaba en el lavabo de un tren que viajaba a toda velocidad; yo tenía ganas de defecar, pero había alguien sentado en el retrete contiguo y me inhibía.

La presencia de personas que me miran y me asisten mientras llevo a cabo un acto tan íntimo me hace pensar que, cuando era niña, me daba miedo ir sola al baño, y siempre quería que alguien me acompañara y estuviera a mi lado hasta que acabara. Cuando era de noche, temía que del retrete saliera algún animal, una serpiente o algo así que pudiera entrar en mi vientre por el ano. Por la misma razón, cuando era niña dormía con bragas y camisón, incluso en verano, a pesar del calor.

Ahora me incomoda pensar que para parir tendré que superar el pudor de mostrarme desnuda ante personas que nunca había visto, que me depilarán, me pondrán una lavativa, me introducirán sus dedos, haciéndome sentir en posición de inferioridad, no por estar enferma, sino por estar obligada a mostrar mis partes íntimas.

EL SUEÑO DEL NACIMIENTO
(ENTREVISTA CON PAOLA)

—*Esta vez empezaremos por el final de la historia, por el nacimiento. ¿Cómo transcurrió la experiencia del parto?*
—Guardo un recuerdo nítido, casi milimétrico, y no porque hayan pasado sólo dos semanas. Creo que depende del hecho de que en todo momento estuve totalmente presente, consciente, protagonista. Era como si tuviera la necesidad de tenerlo todo bajo control y, al mismo tiempo, de no perderme ni un solo segundo ni un solo detalle de lo que me estaba ocurriendo. Un detalle: entré en la sala de partos con las lentes de contacto. Yo quería ver, no «dejarme llevar», abandonarme a los hechos.

—*¿De qué tenías miedo?*
—No tenía miedo del parto ni del dolor físico. Temía que me pillara de improviso. Desde que estoy embarazada, mi principal preocupación ha sido saber cómo me daría cuenta de que llegaría el momento de parir. Paradójicamente, al cumplir los nueve meses, aquel momento no llegaba nunca. Cuando ya llevaba quince días fuera de cuentas, mi hermana, que también es mi ginecóloga, decidió que ingresara en el hospital para que me provocaran el parto. Di a luz sabiendo exactamente lo que sucedería, cuándo, dónde y cómo. Fui al hospital con mi coche, conduciendo yo misma. Un parto guiado, sin sorpresas.

—*¿Hubieras preferido un parto natural, o incluso en casa?*
—De ningún modo. Yo quería asistencia médica. Es más, este nacimiento «programado» refleja cómo soy. Subí a la camilla como un soldado, con una única idea: «Tengo que cumplir mi misión». Hay personas que no soportan estar tumbadas horas y horas. Yo, en cambio, estuve todo el rato en la misma posición, porque no quería perder la concentración.

—*¿Por qué todo este deseo de «estar presente»?*
—Me había impresionado mucho la historia de una amiga. Era una mujer muy centrada, equilibrada. En la sala de partos había gritado, llorado, había perdido la cabeza y había llegado a maldecir a su hijo. Meses después todavía estaba turbada por la reac-

ción que había tenido al dolor. Yo no quería bajo ningún concepto que me ocurriera esto. El dolor físico no me preocupaba. Me daba mucho más miedo la magnitud del acontecimiento. ¿Sabría estar a la altura? Por esto me esforcé en no dejar de ser racionalmente protagonista. El trabajo duró bastante, más de siete horas. Cuando el dolor fue insoportable, pedí la epidural, porque aquel grado de sufrimiento me impedía conservar la lucidez. Quizá parir sin dolor es menos potente, pero sin duda es más consciente. Una no sólo es naturaleza, fuerza e instinto de supervivencia. También es emoción lúcida, y pensamiento, y espera.

—*¿Cómo imaginabas a tu hijo?*
—Durante todo el embarazo no logré darle una forma, ni ojos, ni boca. A veces, me concentraba e intentaba decir: «Ahora pensaré en el rostro de mi hijo». Nada. Ninguna imagen. Por el contrario, tuve una pesadilla: habían empezado las contracciones. Era una sensación agradable, no dolorosa. Cuando rompí aguas, me tumbaba para dar a luz en la cama de casa. Empecé a empujar, pero sin demasiado esfuerzo, y el niño nacía. El problema es que no era mi hijo, era un gato.

—*¿Te duró mucho el recuerdo de este sueño?*
—Hasta la sala de partos. Allí, la realidad se impuso. Pese a que yo me encontraba en un estado de alerta permanente, en el fondo sabía que todo saldría bien, como demuestra el hecho de que Federico, al nacer, no lloró. No lloraba, pero estaba vivo. Lo supe antes de que me lo dijeran. Cuando me lo pusieron encima, lo miré sin reconocerlo, con prisas por memorizar todos los detalles de su rostro. En nueve meses no logré imaginarlo y ahora lo protegía del azar y de mis propios miedos (porque una de las muchas obsesiones durante el embarazo era que me lo cambiaran de cuna).

—*¿Fue entonces cuando empezaste a sentirte madre?*
—Entonces dejé de preguntarme: «¿Qué tipo de madre seré?» Durante los primeros meses y, sobre todo, al empezar el curso preparto, me atormentaba la inseguridad. Miraba a las demás. Envidiaba a las organizadas, a las decididas, a las tranquilas, a las que siempre lo saben todo. Visto desde fuera, el mundo de las gestantes tiene que ser muy divertido. Se crea una especie de

culto a la supermujer. En las clases te miras, te comparas. Un exhibicionismo de cuerpo y de aspecto que tiene poco que ver con la presunta solidaridad entre mujeres. Es una competencia que no tiene nada de estético. Es un concurso casi arcaico, instintivo, de hembra a hembra. Yo llegaba a los cursos con retraso porque venía de la otra punta de la ciudad, con la cabeza todavía en otro lugar. Me sentía una madre improvisada. Cuando nació Federico, dejé de sentirme inferior. Simplemente he sido su madre.

Mis apuntes del octavo mes

Después del parto

Con las incógnitas referentes a cómo transcurrirá el parto, con las dudas y los miedos de no estar a la altura y de no ser capaz de vivir con la serenidad deseada una cita tan importante y esperada, Lara concluye la narración de su embarazo.

Un libro que acabara aquí sería incompleto y podría dejar insatisfecho al lector, en el sentido que no daría respuesta a las incógnitas sobre el final de la «aventura» iniciada nueve meses atrás. Las sensaciones que había imaginado la protagonista, ¿fueron muy diferentes en la realidad? El niño que ha nacido, ¿se corresponde con el que ella había deseado y soñado?

Para responder a estas preguntas, Lara retoma la palabra y explica en este capítulo cómo se desarrolló el parto y qué sintió al cabo de unas horas, al despertar junto a su bebé. No hay que caer en el error de pensar que las emociones vividas en un momento como este pueden describirse con unas cuantas frases. De todos modos, la profundidad, así como los aspectos contradictorios de la narración de Lara, constituye un testimonio ilustrativo de una persona que ha sabido reconocer, en su experiencia, tantos detalles que quizás a otras mujeres habrían pasado inadvertidos o que no habrían sido tenidos en consideración.

Como ya se ha dicho anteriormente, ser madre constituye una experiencia única, irrepetible, llena de momentos maravillosos y de momentos terribles, en la que se hallan, condensados y latentes,

muchos otros momentos anteriores de la vida. Ser capaz de asimi-
lar la intensidad emotiva que acompaña a este proceso significa dar
un paso adelante en el conocimiento de uno mismo y representa el
preludio para una infinita mejora en las relaciones con el prójimo.

Mi hijo nació diez días antes de la fecha prevista. El acontecimiento me pilló por sorpresa, porque no tuve ningún síntoma que
me hiciera pensar que el parto se adelantaría. Creo que es preferible que fuera así, porque no tuve tiempo de preocuparme de
nada, al contrario de lo que les ocurre a las gestantes que superan
la fecha en la que han salido de cuentas.

Aquel día había salido y, de regreso a casa, me había cansado
más de lo habitual. Pero no hice caso porque había caminado mucho para ultimar las compras para el bebé. Por la mañana había
notado algunas contracciones, pero la situación no me pareció diferente a la de otros días. Sin embargo, por la tarde vi que eran
más frecuentes, largas e intensas de lo normal. Mi marido intentaba controlar un pánico que nunca confesaría, anotando los
intervalos de las contracciones. Al principio se repetían cada media hora, luego cada veinte minutos, cada cuarto de hora, hasta
que dedujimos que estábamos en los prolegómenos del parto.

Al contrario de lo que siempre había pensado, cuando me di
cuenta de que había llegado el momento tan esperado, no me vi
superada por la emoción. Me notaba tranquila, relajada, confiaba
en que todo saldría bien y que sería capaz de mantener el control
de la situación. Tenía la sensación de estar preparada, igual que
un atleta cuando está en la línea de salida, con horas y horas de
entrenamiento a sus espaldas, o que un estudiante que se presenta a un examen, seguro de sus posibilidades.

El ingreso en el centro médico

Casi todas las primerizas se preguntan si serán capaces de reconocer el inicio del trabajo de parto. A todas, desde las que tienen
contracciones frecuentes durante los primeros meses hasta las que
no las tienen hasta el final, les asusta la posibilidad de no saber
identificar el momento de ingresar en el centro médico y les da
miedo parir antes.

Para afrontar el parto con tranquilidad, la gestante ha de tener muy claro el proceso que ha de seguir. Esto le permitirá no verse desbordada por el acontecimiento, y le hará sentirse más tranquila y segura.

Por esta razón creemos que merece la pena recordar que el inicio del parto tiene lugar cuando se rompe aguas o cuando se empiezan a tener contracciones regularmente, a intervalos cada vez más cortos. En el primer caso, no es necesario acudir al hospital o a la clínica con urgencia porque, antes de que nazca el niño, tienen que aparecer las contracciones que provocan la dilatación del cuello del útero, y esto normalmente requiere un cierto tiempo.

En el segundo caso, es necesario ingresar cuando el ritmo de las contracciones es cada vez más frecuente, y estas son cada vez más largas e intensas. Hay mujeres que, aun sabiendo que el parto dura unas horas, prefieren ir al hospital desde el principio. Otras, en cambio, esperan a estar casi al final de la fase de dilatación. En los casos en que todo se desarrolla fisiológicamente, la elección de una u otra alternativa depende de los deseos de la mujer, que estará más tranquila cuanto más cómoda se encuentre.

No he esperado a que las contracciones fueran demasiado seguidas para ingresar, aunque algunas propuestas de parir en casa me habían fascinado y creo que habría sido una experiencia maravillosa. Pero, en el momento en que la situación me afectaba directamente, me sentía más tranquila en un lugar en donde estaba «protegida», en donde todo estaba preparado para ayudar al niño y para ayudarme a mí en caso de producirse alguna complicación.

El trabajo de parto

A medida que pasaba el tiempo notaba un poco de dolor, especialmente en la espalda, pero si me concentraba en la respiración, tal como me habían enseñado en el curso de preparación para el parto, notaba un cierto alivio. Una vez en el hospital, hubiese preferido poder caminar, como había hecho en casa cuando tuve las primeras contracciones. Por esto me costó aceptar la monitorización, que me obligaba a permanecer estirada en una posición incómoda. Me consolaba pensando que era una garantía para la salud del niño.

Me quedé un poco preocupada e intranquila cuando el ginecólogo, después de visitarme, planteó que, a pesar de llevar tres horas con dolores, sólo había dilatado dos centímetros. Empecé a hacer cálculos absurdos y el tiempo estimado me parecía una eternidad. Pero luego me di cuenta de que el médico tenía razón cuando me dijo que muchas veces los primeros centímetros requieren más tiempo que todo lo restante. En efecto, en las tres horas siguientes dilaté totalmente, en parte gracias a alguna intervención médica de la que a priori me habría gustado prescindir. Primeramente me rompieron las membranas manualmente. Noté una sensación agradable cuando salió el líquido tibio. De todos modos, si hubiese sabido que no dolía, no me habría asustado al ver que me introducían una especie de calzador en la vagina.

Visto que, después de esta intervención, el trabajo seguía desarrollándose con una cierta lentitud, me pusieron una inyección de oxitocina y al cabo de pocos minutos las contracciones se intensificaron.

Sensaciones durante el parto

Por un instante me sentí presa del pánico. Me pareció que no podía controlar lo que estaba ocurriendo en mí. No tenía tiempo de relajarme durante los intervalos y tenía dificultades para respirar profundamente. Me di cuenta de que si aceleraba la respiración, como si me hubiera quedado sin aliento después de una larga carrera, notaba menos el dolor. Concentrarme en la respiración me ayudaba psicológicamente, porque me distraía de los pensamientos que me venían a la mente mientras tenía dolor. En algunos momentos sentía agresividad hacia el niño porque sufría por su culpa, o hacia mi marido, que disfrutaría de las alegrías de la paternidad sin tener que sufrir y que, pese a estar a mi lado, me daba la impresión de que no estaba entendiendo nada de lo que yo estaba sintiendo. Pero estaba especialmente furiosa contra el personal del hospital, que me consideraba como un caso rutinario. Todos me repetían que si hubiese estado bien preparada y en disposición de tener al niño, no habría tenido tanto dolor o lo habría aceptado mejor. Nadie me había advertido sobre la intensidad de los sentimientos contradictorios que iba a vivir en aquel momento, y que me hacían sentir terriblemente culpable, sobre todo de cara a mi hijo y a mi marido. En cambio, pensar en mi madre me procuraba un sentimiento de afecto y ternura porque lo que yo estaba pasando en aquel momento era lo mismo que ella había vivido cuando me trajo al mundo. Aunque ella no estaba allí, la sentía especialmente próxima y era la única que me daba una sensación de alivio y de ayuda.

La parturienta no siempre muestra la reacción de afecto esperada. Sobre todo durante el parto, cuando el dolor se impone a la racionalidad, es posible que la mujer manifieste toda la ambivalencia que de modo inconsciente siente por el niño, por el marido y por quien se encuentra a su lado. Este comportamiento, a menudo criticado y reprimido, es una válvula que permite descargar directamente la tensión, a través de la expresión verbal de los sentimientos. Por tanto, resulta más adecuado que la futura madre deje salir la agresividad que siente de forma verbal, ya que si involuntariamente la dirigiera contra sí misma o contra el niño, podría derivar en situaciones patológicas que podrían dificultar el parto.

Obviamente no es posible elegir de antemano la forma de dar salida a la tensión. Sin embargo, si la mujer tuviera la posibilidad de valorar a posteriori cómo se ha desarrollado el parto, podría controlar mejor el complejo entramado de sentimientos en los que se basa la relación con su hijo.

La fase expulsiva

Afortunadamente, la fase expulsiva ha sido mucho más rápida y menos dolorosa que la de dilatación. Empujar exigía la intervención de todo el cuerpo. Era un esfuerzo muscular que me recordaba las sensaciones agradables de ciertos ejercicios de gimnasia en los que, a pesar de la fatiga muscular, no se sufre.

Era embriagador, excitante, responder a los estímulos que generaba mi cuerpo mientras imaginaba la cabeza del niño, cuyo cabello el médico decía ya estar viendo, abrirse camino hacia un mundo nuevo.

Es imposible expresar lo que sentí cuando al fin noté que salía.

Estaba completamente mojado. Tenía un color blanquecino y algunas manchas de sangre. Aunque era diferente de como yo lo había imaginado, me pareció precioso, tierno, suave. Sentí una fuerte necesidad de abrazarlo, de acariciarlo, de besarlo. Los dolores del parto, que había concluido hacía tan sólo cuestión de minutos, me parecían un recuerdo lejano y borroso, ahora ya carente de importancia.

El niño imaginario comparado con el niño real

Después de una larga espera, la madre puede por fin ver el rostro del pequeño, que había imaginado durante todo el embarazo e incluso antes.

Como ya se ha dicho, todas las mujeres embarazadas tienen una imagen de su propio hijo que se asemeja más o menos a la realidad. Quizás ella imagina un niño moreno y con los ojos azules, y se encuentra con una niña pelona y con los ojos oscuros. La diferencia entre el hijo que ella había imaginado y el niño real en muchos casos puede ser irrelevante desde el punto de vista afectivo. Los sentimientos de la madre hacia un bebé «diferente» del esperado pueden ser los mismos que sentía cuando lo llevaba en el vientre, de modo que, aunque la realidad no se corresponda con la representación imaginaria, existe una continuidad afectiva.

En otros casos, por el contrario, y también muchas veces independientemente de la semejanza o de la diferencia entre el niño imaginado y el niño real, se observa en la madre la incapacidad de nutrir afectivamente al recién nacido, como si no existiera ninguna correspondencia entre este último y el feto con el que ha convivido durante nueve meses.

Entonces la madre manifiesta una cierta resistencia a ver y a tocar al niño. Algunas mujeres, con la excusa de no estar todavía recuperadas de la anestesia o de los dolores del parto, aplazan el contacto con el niño al día siguiente. Otras no quieren tenerlo en brazos por miedo de que se les caiga o de hacerle daño.

Las primeras sensaciones que la madre experimenta por su hijo son reveladoras de sus deseos más profundos. Y, sin embargo, pocas veces se tienen en cuenta. Si están marcadas por sentimientos negativos o culpabilizadores, se intenta olvidarlos y hacerse la ilusión de que nunca han existido. Entonces, los sentimientos reprimidos se mantienen vivos en algún rincón de la mente, dispuestos a reaparecer, quizá de forma oculta, para perturbar el equilibrio y la serenidad de la relación con el bebé.

Sensaciones del posparto

Cuando desperté del largo sueño iniciado en la sala de partos (en donde me anestesiaron para la sutura de la episiotomía), necesité un rato para situar los acontecimientos de las últimas horas, que se me aparecían borrosos, más parecidos a un sueño que a la realidad.

La primera sensación extraña fue no tener barriga, aquella barriga que al final me molestaba porque me dificultaba los movimientos. Y, ahora que finalmente no la tengo, casi la echo de menos. Me he quedado un rato dudando, igual que las veces que, estando embarazada, me despertaba después de haber soñado que ya no estaba embarazada y me palpaba el vientre para comprobarlo.

Ahora no estoy en estado, pero tampoco soy la misma que era antes de empezar toda esta aventura. Entonces me pregunto: «¿quién soy?». La única respuesta que encuentro es: «una madre». Lo repito, pronunciando bien las sílabas para asimilarlo mejor, y me siento feliz y a la vez asustada. Me parece que esta función, la más normal para una mujer, es la más difícil, la que exige más responsabilidad. No sé si seré capaz de asumirla.

Mientras todos estos pensamientos van tomando cuerpo de forma confusa y poco articulada, giro la cabeza y veo junto a mi cama la cuna, con el niño que duerme plácidamente, boca abajo, con la cabeza hundida en la almohada. Me pregunto cómo puede respirar en aquella posición. Me dispongo a estirar un brazo para darle la vuelta. Pero, si él está bien así, ¿qué derecho tengo a ponerlo en otra posición que a mí me puede parecer más cómoda?

Lo miro y siento unas ganas enormes de cogerlo en brazos, pero nuevamente me resisto a la tentación para no molestarlo.

Me parece increíble que este cachorrito que duerme plácidamente, emitiendo de vez en cuando un pequeño gemido, sea mi hijo.

Por un lado, lo he soñado toda la vida y he vivido con él durante nueve meses, pero, por el otro, es un pequeño extraño que iré conociendo poco a poco. Por ahora me despierta sentimientos contradictorios, difíciles de describir: alegría mezclada con temor, porque quizá no es como yo lo imagino y como yo lo querría; ganas de abrazarlo, de acunarlo, y miedo de hacerle daño porque, pese a sus tres kilos y medio, es pequeño e indefenso; orgullo, por haber sido capaz de realizar mi deseo de maternidad, y presentimiento de haber perdido para siempre la libertad, y de ser invadida por su presencia constante y sus urgentes peticiones.

Depresión posparto

La mujer se había acostumbrado gradualmente a la presencia del niño dentro de su vientre y a los cambios de su cuerpo. Sin embargo, el parto invierte la situación repentinamente: la mujer se encuentra distinta de cuando estaba embarazada, y también distinta de como era antes de estarlo.

En efecto, la gestación deja marcas indelebles en el físico y en la psique, en donde muchos elementos remotos han vuelto a hacerse evidentes.

Reencontrar la identidad e instaurar una relación nueva con el niño, vivido no ya como un órgano sino como un ser independiente dotado de voluntad propia, requiere un periodo de tiempo más o menos largo, que no está carente de conflictos y ambivalencia. Estos últimos a veces se manifiestan con diferentes trastornos psíquicos (astenia, pérdida de la autoestima, desgana, humor melancólico, incapacidad para ocuparse del niño, miedo al futuro, crisis de angustia), que se conocen como *depresión posparto*, o con problemas de origen físico (alteraciones nerviosas, digestivas, cardiovasculares, urogenitales, etc.).

Estos síntomas son la expresión del proceso a través del cual la mujer forma su nueva identidad de madre, por lo cual el proceso es fisiológico. No hay que subvalorar la posibilidad de que se prolongue, porque es la expresión de una problemática interna de la mujer que le impide ser totalmente feliz con su hijo. El contacto con una madre deprimida y angustiada puede repercutir en el desarrollo del niño.

Para concluir la narración de Lara, quiero añadir que el puerperio, al igual que el embarazo, fue rico en sensaciones contradictorias, vividas con intensidad y profundidad. Las manifestaciones de depresión posparto fueron vividas y aceptadas con la tranquilidad de la mujer consciente de los procesos que está viviendo, y suficientemente honesta para no reprimirlos, sino analizar lo que le ocurre, aunque a veces desvela un mundo oscuro que sería más fácil no conocer.

QUERIDO DIARIO: INSTANTÁNEAS DE UNA ESPERA (ENTREVISTA CON CRISTINA)

—*Un diario de nueve meses: ¿qué efecto te produce releer las páginas que escribiste durante el embarazo?*
—Cuando supe que estaba embarazada, compré inmediatamente esta agenda de cartón negro, con el elástico. Es un cuaderno como aquel en el que Bruce Chatwin tomaba sus apuntes al viajar por todo el mundo. Pensé que yo también estaba emprendiendo un viaje: quizá no un itinerario, pero sí un recorrido. Una aventura del alma. Así que empecé a anotar ideas, sensaciones, todo lo que veía por la calle, en el autobús, las frases de los libros que me gustaban, las plantas, los deseos, y también los datos (el cálculo de las semanas, las «medidas» de mi hijo)... Un poco de todo. No he seguido ningún orden y no he escrito todos los días. Escribía lo que me ocurría de forma casual, aleatoria, siguiendo el hilo de una exploración muy personal. Cuando lo leo ahora siento nostalgia. Lo mismo me ocurre con la barriga: la echo en falta. Por muy agobiante que fuese, me hacía sentir una reina. Me habría gustado que durara siempre. Lástima que fuera invierno, porque con la ropa de abrigo se notaba menos. En verano todo el mundo habría visto que estaba embarazada.

—¿Qué es lo primero que escribiste?
—Tres deseos: que estuviera sano, que fuera alegre y varón. Pero luego, cuando supe que estaba esperando una niña, me sentí terriblemente culpable. Volví a la primera página y añadí: «Mientras tenía el beneficio de la duda, podía tener una preferencia. Ahora no me gusta. Cualquier elección implica un sí y también un no. Mejor querer un niño o una niña, indistintamente».

—¿Qué hay antes del diario? ¿Cuál es la historia que lo precede?
—No es la historia de una gran espera. Me quedé en estado de forma prácticamente inmediata. Fue decidirlo, y ya está. Marco y yo vivíamos juntos desde hacía cinco años, y habíamos decidido contraer matrimonio un mes después. Yo quería tener un hijo, esto era evidente, pero él nunca había pensado ni hablado de esta posibilidad. Un día se despertó y me contó que había soñado que caminaba por un sendero en la montaña, con un niño a hombros. Entonces comprendí que él también estaba preparado.

—¿Qué sucedió entonces?
—Todo fue tan rápido que cuando tuve la primera falta, ni tan siquiera se me pasó por la cabeza que pudiese estar embarazada. Lo achaqué al estrés de los preparativos para el matrimonio. Tenía amigas que desde hacía años buscaban un hijo. ¿Es posible que yo al primer intento fuera tan afortunada?
Hice el test del embarazo la primera noche de bodas: una manera poco normal de celebrarla. A la salida del festejo, Marco insistió en buscar una farmacia de guardia. Llegamos a casa con el corazón en un puño. El hecho de haber comprado el test daba más peso a la duda, le daba realidad. ¿Y si realmente estuviéramos esperando un hijo? Le quitamos el precinto juntos, leímos las instrucciones. Marco estaba tenso. Decía que estaba acostumbrado a la idea de la paternidad. Le parecía una coincidencia sorprendente y de muy buen augurio descubrir que esperábamos un hijo precisamente el día de nuestra boda. Tenía un extraño miedo de desilusionarlo.

—¿Qué hicisteis?
—La prueba tomó color inmediatamente: era fucsia, casi rojo. Marco se puso a gritar: «¡Seremos padres, seremos padres!»

—*¿Y tú que sentiste?*

—Una extraña concurrencia de emociones. Por una parte, pensé en la posibilidad de que el test no fuera del todo fiable y que nos estuviéramos ilusionando inútilmente. Por otra parte, estaba conmovida, casi superada por el entusiasmo de Marco. De los dos, él había sido siempre el indeciso, el que aplazaba la cuestión. Yo, por mi parte, tenía la sensación de ir a remolque de los acontecimientos, como si lo que sentía quedara un poco atrás. Todavía iba vestida de novia, oía el eco de mi sí, del suyo, las palabras de mi madre, las felicitaciones de los amigos, el crepitar del arroz que nos llovía en todas direcciones, el placer de un proyecto... Me parecía que ya estaba en el cenit de la emoción y ahora nos llegaba una noticia que relanzaba las expectativas de aquella jornada. Me quedé sin aliento, con la sensación de que mi corazón no tenía suficiente capacidad. Estaba a punto de estallar. No se puede ser tan feliz dos veces, con esta intensidad y el mismo día.

—*Y aquí empieza tu viaje.*

—Sí, creo que empecé a escribir para controlar todo aquel excedente emotivo. Tenía que darle una voz, dejarlo salir. Luego, poco a poco, el embarazo fue ejerciendo en mí un efecto reequilibrante. Me obligó a ir más despacio, me dio un ritmo de reflexión y me permitió acceder a un nuevo plano de la vida, más serena, mejor distribuida desde el punto de vista del tiempo mental. Paralelamente al diario, empecé también un álbum de fotos. Mi colección empieza mucho antes del parto, con las imágenes de la ecografía. He leído tantos libros sobre la necesidad de raíces de los hijos, que pensé conservar para Laura toda la historia posible, su historia. El álbum empieza al tercer mes, con este puntito blanco de pocos centímetros dentro de mi vientre.

—*Léenos otra página de tu diario...*

—«*6 de febrero*. En este momento, según la enciclopedia médica, estoy haciendo los pulmones de mi hija. Me concentro en todas las células que se necesitan para construir estos órganos vitales. ¿Será por eso que estoy tan cansada?

»*8 de febrero*. Es un momento mágico para mi vida de pareja. Este embarazo nos ha dado una dirección.

»*9 de febrero*. ¿Cómo querrías que fuera? Con el cabello de Marco, rubio, fino. Por favor, que no tenga mi cabello rizado.»

—*¿Pudiste anotar algo sobre el momento del parto?*
—Los días anteriores, una semana de enorme agitación. Mi embarazo fue casi perfecto. Ningún problema, ningún imprevisto. Había ido todo tan bien, que me invadió un gran temor de echarlo todo a perder, justo al final. Empecé a pensar que la niña podía morir ahogada con el cordón umbilical. El mismo temor culpable, incontrolable y victimista que había sentido al cuarto mes, después de que me hicieran la amniocentesis. Sabía que había un pequeño riesgo para el feto. Al día siguiente tuve pérdidas e inmediatamente pensé que la perdería. Era culpa mía. Me vencía el pesimismo. Temía que sucediera algo. Precisamente ahora, tan sólo a unos días del parto.

Yo que siempre había confiado en la medicina, empecé a desconfiar del ginecólogo. ¿Y si en el último momento decide practicarme una cesárea, en contra de mi voluntad? ¿Y si me inyecta oxitocina para acelerar las contracciones e irse a casa antes?

También me preocupaba Marco. Seguro que sería presa del pánico y me llevaría al hospital al primer indicio de dolor, cuando yo quería quedarme en casa esperando al máximo.

—*¿Y al final, qué pasó?*
—Mis previsiones no se cumplieron. Este papel es la prueba. Aquí están anotados los minutos de las contracciones, desde las ocho de la tarde hasta la once y media. Los escribió Marco.

Apenas noté que empezaban, le pedí que me preparara la bañera tibia. Hice casi todo el trabajo dentro del agua, con él a mi lado, controlando tranquila y ordenadamente la duración y la frecuencia de las contracciones. Yo intentaba poner en práctica los ejercicios de respiración que me habían enseñado en el curso preparto y, en las pausas de dolor, me concentraba en colores, cuadros, recuerdos. Durante esta fase, el problema es tener la mente ocupada. Sobre todo al principio, el intervalo entre una contracción y otra es bastante largo, y hay tiempo suficiente para recuperarse. Sin embargo, la agitación es tal que corres el peligro de pasar todo el tiempo en que no tienes dolor esperando a que vuelva a comenzar. Así, la espera es peor que el dolor.

—*¿Al cabo de cuánto tiempo diste a luz?*

—Un poco por el agua, que alivia el dolor, y un poco por la respiración, logré mantenerme tranquila. Cuando, a las once y media, las contracciones eran ya muy seguidas, fuimos al hospital. Marco entró conmigo en la sala de partos, y los tres, él, yo y la niña, salimos una hora después.

—*¿Escribiste algo más en el diario, después de haber dado a luz?*

—Sí: «Laura, tres kilos. Ahora el viaje es tuyo».

Mis apuntes del noveno mes

LAS PROTAGONISTAS

Como en los créditos de una película, quiero mostrar mi agradeci-
miento a todas las mamás que han participado, con sus historias,
en este viaje que es el embarazo:

Camila, 24 años, de Turín: fue entrevistada al final del noveno
mes. Durante el proceso de edición del libro dio a luz dos gemelos,
Lucas y Carlos.

Marzia, 36 años, de Milán: está embarazada de cuatro meses.
Se presentó a la entrevista vestida con una camiseta con la imagen
de un recién nacido y la inscripción *Under construction*. Todavía no
sabe si «lo que está construyendo» será un niño o una niña.

Simona, 31 años, de Lodi: se encuentra al final del quinto
mes. Desde la última ecografía, parece que tendrá una niña.

Eleonor, 28 años, de Cremona: fue entrevistada después de
haber dado a luz. Su niño tenía cuarenta y dos días.

Estefanía, 28 años, de Pavía: fue entrevistada cuando su hijo
Lucas cumplía el mes de vida.

Francisca, 39 años, de Roma: narró su experiencia durante la
primera semana de baja por maternidad. Ahora se encuentra al final del octavo mes.

Hilaria, 35 años, de Roma: fue entrevistada al inicio del noveno mes. Todavía no ha decidido el nombre de su hija. Quizá le
pondrá Valentina o Beatriz.

Paola, 37 años, de Milán: su entrevista fue realizada diez días
después del parto. Federico, su hijo, pesó al nacer tres kilos y ocho-
cientos gramos.

Cristina, 33 años, de Turín: ha llevado al día el diario de la espera, una agenda con los apuntes de nueve meses y un álbum de
fotos, ya completo, a pesar de que Laura, su hija, tiene apenas
veinticuatro días.

FICHAS MÉDICAS PRÁCTICAS

PRUEBAS MÉDICAS ACONSEJADAS DURANTE EL EMBARAZO

Estas son las pruebas médicas aconsejadas por la Sociedad Española de Ginecología y Obstetricia para una gestación normal, es decir, la que transcurre siguiendo el proceso fisiológico. El ginecólogo podría aconsejar también otras pruebas o análisis complementarios. Además, no habrá que olvidar:

— las visitas de control obstétrico habituales;
— una vez al mes, tomar la presión arterial;
— semanalmente, controlar el peso y seguir las indicaciones dietéticas recomendadas.

13.ª semana	Hemograma completo. GOT. GPT. Glucemia. Análisis de orina completo. VDRL. Anticuerpos toxoplasmosis. Anticuerpos rubeola. Grupo sanguíneo y factor Rh. Test de Coombs indirecto. Test anticuerpos VIH (1-2). Ecografía. Se recomienda también: test de Papanicolau, si no se ha realizado en los dos últimos años.
Semanas 14.ª-18.ª	Sedimento de orina. Posible repetición de la prueba de anticuerpos de la toxoplasmosis y/o de la rubeola, si las IgG respectivas han sido negativas.
Semanas 14.ª-18.ª	En caso de edad inferior a 35 años, triple *screening* (15.ª-17.ª semanas). En caso de edad superior a 35 años, amniocentesis. Para mujeres con historial obstétrico de amenaza de parto prematuro: tampón cervical, con búsqueda de *Clamydia* y de estreptococo betahemolítico (15.ª-17.ª semanas).

Semanas 19.º-23.º	Sedimento de orina. Posible repetición de la prueba de anticuerpos de toxoplasmosis y/o test de Coombs indirecto. Ecografía (20.º-21.º semanas).
Semanas 24.º-27.º	Control de glucemia. Sedimento de orina. **Se aconseja:** un test de carga oral de glucosa 50 g (test de O'Sullivan, 24.º-25.º semanas).
Semanas 28.º-32.º	Hemograma completo. Ferritina (en caso de disminución del volumen globular medio). Sedimento de orina. Posible repetición de prueba de anticuerpos de toxoplasmosis y/o test de Coombs indirecto. Ecografía.
Semanas 28.º-32.º	**Se aconseja:** GOT y GPT.
Semanas 33.º-37.º	HbsAg. HCV. Hemograma completo. Test VIH 1-2 (sólo si presenta factores de riesgo). Posible repetición de prueba de anticuerpos de toxoplasmosis y/o test de Coombs indirecto. **Se aconseja también:** visita cardiológica con ECG.
Semanas 38.º-40.º	Sedimento de orina. Posible repetición de prueba de anticuerpos de toxoplasmosis y/o test de Coombs indirecto. **Se aconseja:** hemograma completo, azotemia, glucemia, creatininemia, uricemia, PT, PTT, CPK, Na y K séricos, GOT, GPT, bilirrubinemia, cardiotocografía y cultivo coprológico con búsqueda de salmonella.
A partir de la semana 41.º	Ecografía para valorar el líquido amniótico, y cardiotocografía.

Diagnóstico prenatal y principales técnicas de diagnóstico prenatal

Las técnicas de diagnóstico prenatal permiten obtener información sobre el bienestar fetal, y pueden ser realizadas siempre que la mujer (o la pareja) lo desee, o cuando tengan una utilidad de cara a mejorar la asistencia prenatal.

La prueba más importante para el diagnóstico prenatal es la ecografía, cuya finalidad analizaremos y cuyos periodos de ejecución veremos más adelante. Además de la ecografía, también hay otros instrumentos para las técnicas de diagnóstico. El ginecólogo, teniendo en cuenta los resultados de los controles rutinarios y otros factores (edad de la madre superior a 35 años, padres portadores de alteraciones cromosómicas, riesgo de algunas enfermedades hereditarias, etc.), decidirá la posibilidad de realizar otras pruebas para afrontar problemas específicos del futuro bebé o de la madre. Veamos algunos de estos problemas:

— *Retraso del crecimiento intrauterino:* aproximadamente el 5 % de los niños presenta un retraso en el crecimiento, causado generalmente por un funcionamiento insuficiente de la placenta. Estos fetos, una vez efectuado el diagnóstico, requieren un seguimiento especial, en algunos casos intensivo.
— *Parto prematuro:* aproximadamente diez niños de cada cien nacen antes de tiempo; si el parto es muy precoz, entraña graves problemas.
— *Anomalías cromosómicas:* aproximadamente un niño de cada trescientos presenta alguna anomalía cromosómica, es decir, una alteración del número o de la estructura de los cromosomas. La forma más frecuente es el síndrome de Down o trisomía 21. Estas afecciones pueden darse en madres de todas las edades, pero el riesgo aumenta cuanto mayor es la madre.
— *Malformaciones:* un 3 % de los niños presenta un defecto de la estructura de algún órgano, como por ejemplo en el cierre de la columna vertebral, un defecto cardiaco, la falta de una extremidad, etc.

La ecografía

La ecografía es una técnica diagnóstica que utiliza ultrasonidos para explorar las estructuras internas del cuerpo. Consiste en una sonda que emite ultrasonidos y que se aplica en el abdomen de la madre. Al llegar al feto, parte de los ultrasonidos se reflejan y se transforman en imágenes que pueden verse en un monitor.

Los ultrasonidos se utilizan en obstetricia desde hace treinta años, y no se han constatado efectos perjudiciales para el feto. Por tanto, el uso de la ecografía con fines diagnósticos se considera carente de riesgos.

Las razones más comunes por las cuales se realiza una ecografía son: determinar la semana de gestación; determinar el número de fetos; obtener los parámetros vitales del feto; excluir la existencia de malformaciones mayores; controlar el crecimiento y la posición del feto.

¿Cuántas ecografías se pueden realizar a lo largo de toda la gestación? En caso de gestación fisiológica, sin precedentes de malformaciones fetales anteriores, y sin precedentes familiares de malformaciones, enfermedades hereditarias, toma de fármacos e infecciones durante el embarazo, se realizan tres controles ecográficos, en los siguientes plazos: 1.er trimestre (entre las 10 y las 12 semanas); 2.º trimestre (entre las 20 y las 22 semanas); 3.er trimestre (entre las 32 y las 34 semanas).

En caso de embarazo de riesgo, o de dudas en el diagnóstico que puedan surgir en una observación de primer nivel, se pasa a una exploración ecográfica de segundo nivel, que requiere la intervención de especialistas con una amplia experiencia en el campo ecográfico y el empleo de instrumental de alta definición.

— *Ecografía del 1.er trimestre (10-12 semanas):* esta ecografía permite fechar la gestación (midiendo la longitud del feto se puede establecer si su desarrollo corresponde a la época de gestación calculada, tomando como referencia la última menstruación; este dato es importante para llevar a cabo otro tipo de pruebas, para ir valorando el crecimiento del feto y para calcular la fecha en la que concluirá la gestación), valorar el número de fetos y valorar también, desde el final del segundo mes, la actividad pulsátil del corazón. La ecografía de rutina no incluye medición del pliegue nucal, para determinar el riesgo de síndrome de Down o trisomía 21 (esta es una prueba reciente, cuya aplicación en las mujeres embarazadas todavía es objeto de discusión).

— *Ecografía del 2.º trimestre (20-22 semanas):* esta ecografía permite valorar el crecimiento fetal, excluir la existencia de malformaciones mayores (una ecografía de rutina permite detectar entre el 30 y el 70 % de las malformaciones; por las limitaciones intrínsecas del método, puede ocurrir que algunas anomalías, incluso graves, no se aprecien con la ecografía, y que algunas malformaciones no se manifiesten hasta estadios mucho más avanzados) e identificar fetos con anomalías cromosómicas (una malformación puede estar causada por una anomalía cromosómica que no haya sido detectada; en tal caso, se deberá realizar el cariotipo del feto, mediante amniocentesis o funiculocentesis, según la fase de embarazo en la que se encuentre la gestante).

— *Ecografía del 3.ᵉʳ trimestre (32-34 semanas):* esta ecografía permite valorar el crecimiento fetal, detectar condiciones de crecimiento retardado que comportan riesgo de mortalidad perinatal y de secuelas, buscar posibles malformaciones fetales de aparición tardía (por ejemplo, malformaciones de las vías urinarias, del aparato digestivo, del sistema nervioso central, etc.), visualizar la inserción de la placenta, valorar la cantidad de líquido amniótico y definir la posición del feto en el útero.

Triple *screening*

Es un test de rastreo, es decir, que no permite identificar o excluir directamente las anomalías cromosómicas, sino que selecciona los pacientes de bajo riesgo y los de alto riesgo. El test se lleva a cabo entre las 15 y las 17 semanas, después de haber fechado la gestación mediante una ecografía. Consiste en tomar una muestra de sangre materna, a través de la cual se pueden determinar algunas sustancias producidas por el feto o por la placenta. Los fetos afectados por una anomalía cromosómica (síndrome de Down, defectos del tubo neural) presentan variaciones en la producción de estas sustancias (HCG, estriol y alfafetoproteína) con respecto a los normales. La determinación de estas sustancias, junto a la edad de la madre, proporciona una estimación del riesgo de dar a luz un feto afectado, y permite decidir la posibilidad de practicar la amniocentesis.

Un triple *screening* positivo indica un alto riesgo de tener un feto afectado, pero no la certeza de que el feto esté enfermo.

Un triple *screening* negativo indica un bajo riesgo de tener un feto afectado, pero no significa tener la certeza absoluta.

Amniocentesis

Sirve para confirmar o excluir la existencia de una anomalía cromosómica. Consiste en tomar una muestra de 20 cc de líquido del saco amniótico. Se realiza un cultivo de células de este líquido, la mayoría por descamación de la piel del feto, y se analizan desde el punto de vista de conformación cromosómica. Esta prueba se efectúa en mujeres con alto riesgo de anomalías cromosómicas, por diversos factores:

— edad de la madre superior a 35 años;
— aumento del riesgo de patología cromosómica demostrado por la ecografía realizada para medir el pliegue nucal;
— aumento del riesgo de patología cromosómica después de haber efectuado el triple *screening*;
— aumento del riesgo de patología cromosómica después de haber efectuado la ecografía del segundo trimestre, por existencia de malformaciones o de variantes anatómicas fetales;
— antecedentes de hijo afectado de anomalía cromosómica;
— padres portadores de alteraciones cromosómicas.

La amniocentesis se efectúa en régimen ambulatorio, normalmente a las 15-16 semanas de gestación. Antes de la prueba se realiza una ecografía, cuyos objetivos serán: comprobar la existencia de latido fetal, confirmar la época de la gestación, detectar la posible existencia de gemelos y determinar la posición del feto, de la placenta y la cantidad de líquido amniótico de donde se toma la muestra.

El examen no resulta doloroso y normalmente se aconseja un día de reposo. El resultado del análisis cromosómico está disponible al cabo de 2-3 semanas. La amniocentesis es una técnica que hoy en día está totalmente consolidada, aunque comporta un porcentaje de riesgo no despreciable que la paciente debe conocer previamente. El resultado tiene un alto grado de fiabilidad.

Funiculocentesis

La funiculocentesis, o cordocentesis, consiste en la toma de una muestra de sangre fetal del cordón umbilical. Se realiza un cultivo de células de este líquido, y se analizan desde el punto de vista de conformación cromosómica. Esta prueba se efectúa normalmente a partir de las 20 semanas de gestación.

Las principales indicaciones para el análisis de sangre fetal son:

— determinación del cariotipo fetal: aunque las técnicas de primera elección para determinar el cariotipo fetal son las vellosidades de corion y la amniocentesis, puede ser necesario tomar una muestra de

sangre fetal para determinar rápidamente los cromosomas, por ejemplo en caso de malformaciones fetales, cultivo sin éxito del líquido amniótico, o bien en el caso de que la amniocentesis arroje un resultado incierto;
— estudio para el diagnóstico de algunas enfermedades infecciosas del feto;
— estudios bioquímicos para el diagnóstico de algunas enfermedades de la sangre como, por ejemplo, hemoglobinopatías, talasemia, coagulopatías, plaquetopenia, etc.
— terapias en el útero, como transfusiones fetales, etc.

Antes de la funiculocentesis se efectúa una ecografía para visualizar la placenta y determinar el punto de implante en la vena umbilical.

El latido fetal, la presencia de sangre en el punto de punción de la vena umbilical y su duración se controlan con el ecógrafo. La prueba no es dolorosa. Normalmente se aconseja un día de reposo. En caso de determinación del cariotipo, el estudio requiere tres o cuatro días, mientras que en el caso de infecciones fetales, requiere tres semanas. El cariotipo de sangre fetal es muy preciso. La funiculocentesis se considera un estudio definitivo en los casos raros en los que la amniocentesis o la biopsia corial hayan arrojado un resultado incierto.

Estudio de las vellosidades de corion (biopsia corial)

La toma de una muestra de vellosidades de corion, o biopsia corial, consiste en la aspiración de una pequeña cantidad de tejido de corion, de 10 a 15 mg. Las células de las vellosidades, que constituyen la parte fetal de la placenta y que tienen el mismo origen embriológico del feto, una vez analizadas y cultivadas, se estudian desde el punto de vista cromosómico; esto sirve para confirmar o excluir la existencia de una anomalía cromosómica.

Además, es la técnica de primera elección para el estudio del ADN en el diagnóstico de enfermedades hereditarias ligadas a un defecto genético. La muestra se toma normalmente entre las diez y las once semanas de gestación.

Esta prueba se efectúa en mujeres con alto riesgo de anomalías cromosómicas: edad de la madre superior a 35 años; aumento del riesgo de patología cromosómica demostrado por la ecografía realizada para medir el pliegue nucal; precedentes de anomalía cromosómica en otro hijo; padres portadores de alteraciones cromosómicas, y también en caso de riesgo de algunas enfermedades hereditarias (talasemia alfa y beta, hemofilia A y B, fibrosis quística, etc.).

La biopsia corial se efectúa en régimen ambulatorio, previo estudio ecográfico para comprobar la existencia de latido fetal, confirmar la época de gestación, comprobar la posible existencia de gemelos, determinar la posición y el espesor de la placenta, y el punto en donde se toma la muestra.

Una vez obtenida la muestra, se comprueba la existencia de latido fetal y la paciente puede volver a su domicilio sin necesidad de tratamiento posterior.

El examen no es doloroso y normalmente se aconseja un día de reposo.

Para el estudio del cariotipo fetal, la muestra obtenida se divide en dos partes: una parte se analiza de inmediato (*método directo*) y el resultado está disponible al cabo de pocos días; la otra parte se pone en cultivo (*método por cultivo*) y el resultado está disponible en dos semanas aproximadamente.

El resultado del estudio tiene un alto grado de fiabilidad.

Fluxometría Doppler

Permite el estudio del flujo hemático en el compartimiento materno (arterias uterinas) y fetal (arteria umbilical, arteria cerebral media, etc.).

En el segundo trimestre del embarazo, el flujo de sangre en las arterias uterinas está directamente relacionado con el buen funcionamiento de la placenta. Esto puede estudiarse a las 20-24 semanas y sirve para predecir el riesgo de la paciente de desarrollar problemas como retraso en el crecimiento intrauterino y/o preeclampsia. No se incluye en las ecografías de rutina.

En el tercer trimestre del embarazo, esta prueba está indicada en caso de retraso en el crecimiento intrauterino del feto, con el objetivo de identificar si los fetos pequeños son consecuencia de una mala función placentaria. No se incluye en las ecografías de rutina.

LA GESTACIÓN SEMANA A SEMANA

La ovulación tiene lugar más o menos en la mitad del periodo que va de una menstruación a otra (aunque no siempre es así).

El óvulo maduro baja del ovario a las trompas, en donde es fecundado por un espermatozoide. El óvulo puede vivir 24 horas a partir del momento en que se separa del ovario, mientras que los espermatozoides (cuyo número es de centenares de millones) pueden vivir varios días en el conducto genital femenino.

La probabilidad de quedarse embarazada es mayor si la relación sexual tiene lugar el día antes de la ovulación. El óvulo fecundado baja de las trompas a la cavidad uterina, en donde se implanta.

Semanas 4-5. Se puede realizar un test de embarazo el día después de la falta, utilizando preferiblemente la primera micción de la mañana. Si es positivo, difícilmente se tratará de un error; si es negativo, resultará aconsejable repetirlo al cabo de unos días.

El embrión se fija en las paredes del útero con pequeñas «raíces» que lo unen a la circulación sanguínea materna. Al final del primer mes no supera los 5 mm de longitud, pero el corazón ya late, el cerebro empieza a formarse y el sexo está definido (aunque obviamente todavía no se puede ver con la ecografía).

Semanas 6-7. El latido cardiaco puede apreciarse con la ecografía. Si no se ve en esta, no significa que el embarazo no siga su curso, sino que puede haberse iniciado más tarde («concepción retrasada»). En estos casos, mediante la ecografía, habrá que establecer una nueva fecha.

El cerebro del niño empieza a desarrollarse. Al finalizar este periodo, el embrión mide 10 mm aproximadamente.

Semanas 8-9. Si todavía no se ha efectuado, conviene concertar una visita de control de embarazo.

En esta etapa se forman los ojos, la boca, las orejas, las manos y los pies, el corazón, los pulmones, los riñones, el hígado y el intestino del embrión, que crece hasta los 22 mm.

Semanas 10-14. A las 12 semanas, el feto está completamente formado y, de ahora en adelante, deberá crecer y madurar. Ya se mueve, pero la madre todavía no nota sus movimientos.

Con los ultrasonidos se puede auscultar bien el latido cardiaco. La frecuencia cardiaca es el doble que la de un adulto. El niño crece hasta 85 mm y pesa 25 gramos.

Los síntomas molestos (pero que indican que la gestación sigue su curso), como las náuseas y la fatiga, pueden empezar a mejorar. A partir de esta fecha, disminuye el riesgo de aborto.

Semanas 15-22. El feto crece rápidamente. La madre nota sus primeros movimientos al principio de este periodo (si se trata del segundo embarazo) o al final (si se trata de la primera gestación), que se perciben como el quiebro de un pez o un aleteo. Es conveniente programar un curso de preparación para el parto y hacer un ejercicio físico adecuado con regularidad.

A las 22 semanas, el feto pesa 350 gramos aproximadamente.

Semanas 23-30. El feto responde a estímulos sonoros y táctiles. Engulle pequeñas cantidades de líquido amniótico y orina en el saco amniótico. A veces tiene hipo, y con frecuencia se chupa el pulgar (preparación para la lactancia). Apoyando la oreja en el punto adecuado del abdomen de la gestante, se pueden percibir los latidos del corazón del feto. La piel del niño está recubierta por una sustancia grasa impermeable que se llama *vérnix caseosa* que sirve para protegerlo del largo periodo de «inmersión». El niño oye los sonidos que se producen a su alrededor, aunque amortiguados por el líquido. También oye las voces e incluso las puede reconocer. Le gusta la música. Puede distinguir la luz de la oscuridad. Hay que tener cuidado con el incremento del apetito: es importante no exagerar con la alimentación, sobre todo a partir de esta época. Por otro lado, es aconsejable descansar de vez en cuando con las piernas en alto.

A partir de las 24 semanas, el niño tiene la posibilidad de sobrevivir en caso de parto prematuro. A las 30 semanas, la longitud de la cabeza al ano es de unos 24 centímetros, y el peso es de aproximadamente 1.400 gramos.

Semanas 31-36. El niño ya puede ponerse en posición (con la cabeza hacia abajo). Si permanece en posición podálica, todavía hay tiempo para que se gire espontáneamente durante las últimas semanas.

En esta fase empiezan la mayor parte de cursos de preparación para el parto.

Es importante comprobar que el feto se mueva (como mínimo 10 movimientos entre la mañana y la noche, aunque normalmente son más), que las contracciones no sean frecuentes o dolorosas y que no haya pérdidas de líquido amniótico en la vagina. No está de más tener a punto la canastilla.

Semanas 37-40. Al inicio del noveno mes, el feto realiza los primeros movimientos respiratorios, aun sin tener aire dentro de los pulmones. Si el niño baja la cabeza hacia la pelvis (normalmente pasada la semana 38), la barriga de la madre también desciende.

A las 40 semanas, el niño mide unos 50 centímetros.

Cursos de preparación para el parto

Los primeros cursos de preparación para el parto datan de principios del siglo XIX. Nacieron de la necesidad de ofrecer un apoyo a las mujeres, que cada vez optaban más por dar a luz en el hospital.

Hasta entonces, la medicina convencional se había ocupado poco de la obstetricia. Las mujeres parían mayoritariamente en casa, con la ayuda de la comadrona. El parto era un acontecimiento frecuente y completamente natural, que tenía lugar en un entorno familiar y afectivo. Frecuentemente las complicaciones más simples comprometían seriamente la salud de la madre y del bebé.

Cuando la medicina se preocupó por mejorar la asistencia en el trabajo del parto, el índice de enfermedades relacionadas con este y de mortalidad, tanto materna como del neonato, descendieron a niveles mínimos en el mundo occidental.

Con los cursos de preparación para el parto se pretendió dar a la mujer la posibilidad de vivir un momento decisivo de su vida de una manera serena y consciente de su importancia, y a la vez ayudarle a superar el temor que le producía este momento.

A veces participan también los futuros padres, que de este modo pueden compartir la experiencia de la gestación con su compañera, y prepararse para una presencia activa en la sala de partos.

El *training* autógeno respiratorio (RAT)

Actualmente es el método más difundido. Está basado en técnicas de respiración y de autosugestión.

A partir del séptimo mes de gestación, las mujeres aprenden a controlar el tono muscular mediante una respiración amplia y profunda, parecida a la del sueño. El objetivo es liberar la tensión emotiva y muscular que acompaña a todas las situaciones estresantes.

La aplicación de los ejercicios aprendidos en el momento del parto sirve para atenuar las sensaciones de dolor, coordinar el esfuerzo realizado para la expulsión con la función respiratoria y optimizar la recuperación entre una contracción y la siguiente.

El yoga

El objetivo del yoga es alcanzar la sincronización perfecta entre cuerpo y mente en un individuo maduro y estable.

La técnica postural y respiratoria del yoga permite a la mujer alcanzar un estado de relajación mental y corporal que facilita el parto y favorece la recuperación.

Las distintas posturas *(asana)* del yoga producen efectos beneficiosos ya a partir del quinto mes de embarazo, puesto que tonifican la musculatura dorsal y pélvica. Esto es de gran utilidad en el momento del parto, porque exige una importante participación de estas áreas, que en las actividades normales intervienen poco.

Otros métodos

Existen muchos otros métodos de preparación para el parto: la hipnosis, la gimnasia eutónica y la gimnasia acuática, el llamado *parto activo* (cuyo objetivo es hacer que la gestante recupere los movimientos instintivos y las posiciones naturales primarias: en cuclillas, sentada, a gatas), etc.

La mujer elegirá el método más adecuado a su gusto y sus necesidades, de acuerdo con el especialista en obstetricia, que excluirá posibles contraindicaciones y que le expondrá las ventajas y los inconvenientes de cada técnica.

EL PRIMER CHEQUEO DEL NIÑO

El primer contacto del niño con el pediatra tiene lugar en la planta de maternidad del hospital.

El niño es examinado de forma sistemática al nacer, a los dos días de vida y antes de abandonar el hospital.

Al nacer

Se corta el cordón umbilical con unas pinzas; seguidamente, el pediatra comprueba que las vías aéreas están despejadas, y que el niño respira con normalidad. Es preciso evitar la hipotermia, y hay que tomar las medidas necesarias para que mantenga una temperatura constante, ya que el neonato se enfría rápidamente (0,1 °C por minuto). Seguidamente, el pediatra establece la puntuación APGAR.

El test de APGAR

Este test se efectúa durante los cinco primeros minutos de vida del niño para ver si ha nacido sano. Para realizar el test, el médico tiene en cuenta cinco datos: el ritmo cardiaco, la respiración, el color, el tono muscular y los reflejos.

ÍNDICE DE APGAR (valoración: mínimo, 0 - máximo, 10)			
Parámetro	0	1	2
Ritmo cardiaco	ausente	<100	>100
Respiración	ausente	lenta e irregular	normal, llora
Tono muscular	flácido	flexión extremidades	activo; buena movilidad extremidades
Irritabilidad	ninguna respuesta	llora, movimientos débiles	llora, reacción vigorosa
Color	pálido	rosado o típico, extremidades cianóticas	rosado o típico en todo el cuerpo

INTERPRETACIÓN DE LA PUNTUACIÓN

7 - 10	Normal
6 - 4	Asfixia moderada
3 - 0	Afección neonatal grave

Control de peso y estatura

A continuación, el niño se pesa y se mide. En Europa, el peso medio es de 3.400 ± 440 g para los niños, y de 3.280 ± 470 g para las niñas. La estatura media es de 50,2 ± 2 cm para los niños, y de 49,4 ± 1,8 cm para las niñas. El perímetro craneal (PC) medio es de 35 cm.

Otras pruebas

— *La cabeza,* a veces, puede parecer deformada, dependiendo del tipo de parto. Un abultamiento con contenido hemático o un cefalohematoma pueden deberse al uso de una ventosa, pero también pueden darse en un parto espontáneo, a causa del uso del bisturí. Estas anomalías generalmente desaparecen espontáneamente.

— *El examen cardiopulmonar* permite descartar la posibilidad de depresión respiratoria neonatal y de malformación cardiaca.

— *El abdomen y el periné* del niño también son objeto de examen. Se determina el sexo fenotípico del niño y se comprueba la permeabilidad del ano. Las primeras emisiones de orina y de heces (meconio) se analizan.

— *El aparato locomotor* se examina para excluir, por ejemplo, una fractura de clavícula, o una compresión del plexo braquial. El pediatra también examina las articulaciones de la pelvis para descartar la posibilidad de luxación o displasia.

— *Mediante el examen neurológico* se valorará el tono pasivo, el tono activo y los reflejos arcaicos del niño.

Pruebas del segundo día y previas al alta médica

La revisión del segundo día y la que precede al alta médica son idénticas a la que tiene lugar en la sala de partos.

La del último día incluye la toma de una muestra de sangre, que normalmente se realiza en el talón del niño, para la detección sistemática de algunas enfermedades metabólicas (fenicetonuria, hipotiroidismo, hiperplasia congénita de las suprarrenales). En algunos centros médicos se realiza sistemáticamente un examen completo del oído.

Los reflejos del neonato

El neonato ha de tener una serie de reflejos; la ausencia de estos puede señalar un estado de depresión general del sistema nervioso del recién nacido. Estos reflejos deberán desaparecer a medida que madura su sistema nervioso. La persistencia de dichos reflejos a partir de una cierta edad no es normal, y puede ser la manifestación de un desarrollo psicomotor alterado.

El recién nacido mantiene los brazos y las piernas semiflexionados. Duerme entre 18 y 20 horas al día, y tiene los puños cerrados, con el pulgar en el interior.

Cuando se despierta, cuando llora o cuando mama, realiza movimientos de flexión y extensión.

En este primer estadio, presenta una serie de reflejos que poco a poco irán desapareciendo para dejar lugar a otros comportamientos voluntarios. El pediatra realiza el examen neurológico del bebé, buscando los reflejos indicativos de su correcto desarrollo neurológico.

— *El reflejo del caminar automático.* Se levanta al bebé y se le sostiene por debajo de los brazos, de manera que las plantas de los pies estén ligeramente en contacto con la superficie de la mesa: el recién nacido tiene el reflejo de retirar el pie y apoyarlo encima de la mesa, manteniendo el tronco recto. Así empieza a «caminar» automáticamente, doblando y levantando la pierna derecha y luego la izquierda.
— *El reflejo de prensión* (grasping reflex). Cuando recibe el estímulo, el neonato cierra automáticamente el puño con fuerza. Por ejemplo, si le rozamos la palma de la mano, él nos agarrará el dedo. Este reflejo desaparecerá para dar paso a la prensión voluntaria de los objetos.
— *La reacción de los puntos cardinales.* Si acariciamos suavemente el labio superior del bebé con un dedo, abrirá automáticamente la boca, agarrará el dedo y lo succionará con fuerza. Si movemos el dedo horizontalmente, o de arriba abajo, el neonato moverá la cabeza siguiendo la misma dirección.

— *El reflejo de Moro*. El pediatra levanta lentamente al neonato, que está tumbado de espaldas. Cuando los hombros se separan de la mesa de observación, lo suelta. El bebé tendrá el reflejo de abrir los brazos, como si quisiera agarrarse a algo. A continuación, los brazos volverán a la posición de semiflexión y el puño se cerrará alrededor del pulgar.

— *El estiramiento cruzado*. Efectuando una ligera presión con el pulgar en la rótula, se hace extender la pierna del neonato. Cuando se le roza la planta del pie, el neonato flexiona la otra pierna. Esta flexión va seguida de un estiramiento progresivo de la pierna.

— *El reflejo que estimula la nuca*. Si, con las manos, se hace girar la cabeza del bebé hacia un lado, el brazo y la pierna del mismo lado se estiran, mientras que el brazo y la pierna del lado opuesto se doblan.

Dieta y peso durante el embarazo

La dieta y el peso tienen un papel importante durante el embarazo. En ningún caso es necesario «comer para dos». En cambio, sí hay que controlar la ingestión calórica y adaptar los alimentos a las necesidades específicas del periodo.

Peso

Es importante determinar el peso en función de la altura y calcular el índice de masa corporal (peso en kg/altura en m^2): los valores inferiores a 20 equivalen a falta de peso; entre 20 y 25, a peso normal; entre 25 y 30, a sobrepeso, y de más de 30, a obesidad.

Necesidades calóricas

En el primer trimestre de gestación, las necesidades calóricas pasan de las 2.500 al día, para una mujer de peso y actividad normales, a 2.650 (+150). En el segundo y el tercer trimestre, las necesidades calóricas se elevan a 2.800 (+300). La ingestión de alimentos hipercalóricos hace que se superen fácilmente las 3.000 kcal diarias, lo cual provoca un incremento ponderado excesivo, con alteraciones del metabolismo de glúcidos y lípidos. Si en el momento de la concepción la mujer está en un peso normal, el incremento ponderado al cabo de los nueve meses de gestación ha de ser de 12-13 kg; si tiene sobrepeso (IMC > 25), deberá ser de 7-11 kg, y si está por debajo del peso (IMC < 20) es deseable un aumento de peso de 14-16 kg.

Cómo comer

Es conveniente comer cinco veces al día (dos de las comidas serán tentempiés a media mañana y media tarde). El alimento debe ser masticado lentamente, evitando así la ingestión de aire, que puede provocar sensación de hinchazón abdominal. Los alimentos de más calorías se toman por la mañana y al mediodía.

Qué comer

Azúcares de absorción lenta (pan, pasta, arroz, cereales, legumbres). La cantidad de azúcares simples (pastelería, algunas bebidas) ha de ser muy limitada. Proteínas: carne (preferiblemente blanca), pescado, huevos, soja, leche semidesnatada, legumbres. Grasas: preferiremos el aceite virgen de oliva, que se ha de consumir con moderación porque es muy ca-lórico, y la mantequilla y la margarina se habrán de ingerir en muy pequeñas cantidades. Vitaminas y minerales: fruta de la temporada, ver-dura (preferiblemente hervida), leche semidesnatada y quesos secos (aportan mucho calcio). Se habrá de moderar el uso de sal de cocina y de pastillas de caldo. Bebidas: agua oligomineral natural, especialmente fuera de las comidas.

Qué debe evitarse

Bebidas alcohólicas, café, té y chocolate, pastas envasadas en general, carne cruda, mejillones, caza, edulcorantes de síntesis, comidas picantes, escabeches o ahumados.

Complemento de ácido fólico

El ácido fólico es muy útil para el organismo de la madre, ya que facilita el desarrollo del feto y previene algunos síndromes de malformaciones precoces. Si la dieta es pobre en fruta y verdura (sobre todo de hoja larga), puede resultar adecuado tomar un complemento de ácido fólico desde el inicio del embarazo, o incluso antes de la fecundación.

PREVENCIÓN DE ALGUNOS TRASTORNOS

Náuseas. Si es posible, sería preferible no utilizar fármacos contra las náuseas. Una forma de reducir estas molestias consiste en comer poco pero seguido.

Para superar las náuseas matinales, se pueden ingerir alimentos secos y crujientes (tostadas, galletas). Se evitarán los alimentos líquidos.

También se habrán de evitar las comidas grasas, las frituras y, naturalmente, todos aquellos olores y sabores que no sean del agrado de la gestante. La piridoxina (vitamina B6) puede ser útil.

Si las náuseas se acompañan de vómitos continuos y pérdida de peso, será necesario consultar al médico.

Dolor de espalda. Se recomienda dormir en una cama con somier lo suficientemente rígido, no levantar bultos de peso excesivo y utilizar zapatos de horma ancha y tacón bajo. Al sentarse, habrá que poner cuidado para no curvar la espalda (esta se habrá de apoyar bien en el respaldo); al agacharse para recoger algo del suelo habrá que flexionar las rodillas, y no la espalda.

Estreñimiento. Los alimentos se habrán de masticar siempre muy bien (15-20 veces cada bocado), y se beberán como mínimo dos litros de agua al día (a temperatura ambiente). Es necesario comer a menudo cereales (cebada, avena, maíz), arroz integral y otros alimentos integrales (pan negro, salvado, etc.). Las comidas han de incluir fibra (lechuga, achicoria, piña, albaricoque, etc.), y no habrá que levantarse de la mesa con sensación de saciedad.

Las comidas más abundantes se efectuarán por la mañana y al mediodía, y la cena será ligera. La fruta se comerá preferiblemente entre horas, y no como postre. Las verduras se consumirán hervidas, y se limitará la ingesta de sal, leche y derivados lácticos (estos, al fermentar, producen gas y alteran la movilidad intestinal). Es preferible comer siempre que sea posible en casa, y nunca de pie. Habrá que acudir al váter en el momento en que se siente el estímulo de la defecación, sin demora. Finalmente, conviene realizar una actividad física moderada pero constante.

Mareos. Se aconseja beber suficiente líquido, y proporcionar al organismo las cantidades diarias recomendadas de vitaminas y sales minerales; al notar la sensación de mareo conviene acurrucarse de lado.

Varices y hemorroides. Resulta adecuado dormir o descansar con las piernas levantadas (no con un cojín debajo, sino alzando los pies), y utilizar calcetines elásticos compresivos. Hay que facilitar el tránsito intestinal con una dieta rica en fibra (verduras verdes, salvado, alimentos integrales) y con la ingestión abundante de líquidos. También contribuye a evitar este problema: hacer ejercicio con regularidad, evitar las largas esperas, darse duchas frías en las piernas y controlar el aumento de peso corporal.

Alteraciones del sueño. Para conciliar mejor el sueño, conviene realizar ejercicio físico ligero durante el día, y antes de acostarse tomar bebidas calientes (leche o infusión), darse un baño relajante y escuchar música suave. Efectuar un pequeño descanso durante el día también es positivo, pues disminuye la sensación de cansancio por la noche. Al acostarse, conviene dormir de lado, con una almohada entre las rodillas y otra debajo de la barriga.

Viajar durante el embarazo

En general, no suele haber contraindicaciones para viajar durante el embarazo. Pero es importante tomar algunas precauciones en beneficio de la seguridad del niño y de la madre, procurando:

— no dejar de lado el sentido común;
— prever y prevenir posibles inconvenientes (retrasos, colas, temperaturas elevadas o muy bajas durante el viaje y en el lugar de estancia, etc.);
— tener en cuenta la fase en la que se encuentra el embarazo (los problemas son diferentes en el tercer mes que en el séptimo);
— consultar al médico y comunicarle la intención de viajar, para saber si hay alguna contraindicación y para que nos aconseje (sobre todo en viajes largos o especialmente duros, cuando el destino sean países exóticos, etc.).

Consejos básicos

Antes de iniciar el viaje:

— revisión ginecológica;
— si se va a viajar en avión, antes de adquirir el billete habrá que consultar el reglamento de la compañía aérea (algunas compañías se reservan en derecho de exigir un certificado médico que indique la fase de gestación de la viajera);
— habrá que comprobar la cobertura del seguro, porque pocas compañías cubren los gastos derivados del embarazo o de los cuidados de los bebés nacidos prematuramente;
— habrá que pedir consejo al médico en lo referente a vacunas (la mayor parte de vacunas se consideran seguras durante la gestación, pero no todas).

Durante el viaje:

— durante el viaje, especialmente si este se realiza en automóvil, habrá que programar unas paradas para no acumular fatiga;
— si el destino del viaje es un país en vías de desarrollo, habrá que llevar leche en polvo, ya que puede darse el caso de que sea difícil conseguir leche pasteurizada, y es importante que el aporte de calcio sea el adecuado (la leche en polvo puede añadirse a la mayor parte de alimentos);

— si se sufren náuseas, el jengibre puede ser útil para atenuarlas: se encuentra en todo el mundo, en polvo (en los supermercados) o la raíz al natural (en tal caso se ralla un poco y se mezcla con la comida);

— habrá que evitar viajar a zonas endémicas de paludismo: una mujer embarazada es más propensa a contraer esta enfermedad, aunque siga un tratamiento preventivo, y, si la contrajera, la enfermedad sería más virulenta;

— cuando se está en el primer trimestre de embarazo, no es conveniente viajar a lugares de mucha altitud, porque el feto podría acusar la falta de oxígeno;

— es aconsejable no utilizar yodo para purificar el agua, porque, ingerido en grandes cantidades y durante un largo periodo de tiempo, podría tener un efecto nocivo para las glándulas tiroides del niño.

Sexo durante la gestación

En general no existen contraindicaciones para la actividad sexual durante el embarazo.

De todos modos, es aconsejable evitar las relaciones:

— cuando se sufren dolores vaginales o abdominales;
— en caso de pérdidas hemáticas o dolores parecidos a los menstruales;
— en caso de tendencia manifiesta al aborto o al parto precoz;
— en caso de rotura de las membranas, por peligro de infección.

Habrá que tener en cuenta, además, que en los tres primeros meses, en el periodo que correspondería a la menstruación (es decir, cada cuatro semanas), el útero puede irritarse más fácilmente y, por tanto, el riesgo de aborto aumenta.

En fases más avanzadas de la gestación, la relación sexual o el orgasmo pueden provocar contracciones uterinas. Si esto ocurre, hay que tumbarse y relajarse hasta que las contracciones cesen.

En el último periodo del embarazo, hay que considerar también la posición en la que se realiza el acto sexual. La posición más cómoda para la mujer es estirada, de lado o encima del hombre (la tradicional postura con el hombre encima, además de ser incómoda, podría dar sensación de oprimir el vientre).

LA MUJER QUE TRABAJA: GESTACIÓN Y LEGISLACIÓN

La legislación laboral protege a la mujer embarazada con normas que los tribunales aplican a cada supuesto concreto.

La mujer que trabaja

La mujer no puede ser discriminada por el hecho de estar embarazada, y no puede ser obligada a realizar un test de embarazo antes de su contratación.

Si una mujer es objeto de despido y se logra demostrar que la causa del mismo era el hecho de que estaba embarazada, el despido será calificado como *improcedente*, y deberá ser readmitida en el mismo puesto de trabajo o proceder al pago de la indemnización que se fije, con abono, en cualquier caso, de los salarios de tramitación.

El Instituto de la Mujer es el organismo que canaliza, en vía administrativa, las denuncias lesivas del principio de igualdad en las relaciones laborales y en cualquier otro ámbito (publicidad, educación, deportes, derechos civiles, etc.).

Dicho organismo instará a la Inspección de Trabajo y Seguridad Social para que actúe, cuando exista una denuncia de discriminación laboral.

Suspensión del contrato por riesgo durante el embarazo

Las trabajadoras por cuenta ajena y las socias trabajadoras de sociedades cooperativas o laborales pueden ser declaradas en situación de suspensión de contrato por riesgo durante el embarazo, y son potenciales beneficiarias del correspondiente subsidio, siempre que se hallen afiliadas a la Seguridad Social, en situación de alta y con un periodo mínimo de cotización.

Se considera situación protegida el periodo de suspensión del contrato de trabajo en los supuestos en que, debiendo la trabajadora cambiar de puesto de trabajo por otro compatible con su estado, dicho cambio de puesto no resulte técnica u objetivamente posible o no pueda, razonablemente, exigirse por motivos justificados.

No se considera situación protegida la derivada de riesgos o patologías que puedan influir negativamente en la salud de la trabajadora o del feto cuando no esté relacionada con agentes, procedimientos o condiciones del puesto de trabajo desempeñado.

Cuantía de la prestación en supuestos de riesgo

La prestación consiste en un subsidio cuya cuantía está en función de la base reguladora y del porcentaje aplicable a la misma, siendo la base reguladora el resultado de dividir el importe de la base de cotización de la trabajadora en el mes anterior al de la fecha de suspensión del contrato de trabajo por el número de días a que dicha cotización se refiere.

Nacimiento del derecho y duración

El derecho al subsidio nace desde el mismo día en que se inicie la suspensión del contrato de trabajo por riesgo durante el embarazo.

Se abonará durante el periodo necesario para la protección de la seguridad o de la salud de la trabajadora y/o del feto, mientras persista la imposibilidad de reincorporarse a su puesto anterior o a otro puesto compatible con su estado.

Gestión y abono

La prestación es gestionada directamente por el Instituto Nacional de Seguridad Social (INSS), organismo que procederá a su abono.

En el momento de hacer efectivo el subsidio, se procederá a deducir del importe del mismo la cuantía a que asciende la suma de las aportaciones de la trabajadora relativas a las cotizaciones a la Seguridad Social, desempleo y formación profesional que procedan, en su caso, para su ingreso en la Tesorería General de la Seguridad Social, ya que la obligación de cotizar continúa en la situación de riesgo durante el embarazo.

Documentos que deben acompañar a la solicitud

En todos los casos: Documento Nacional de Identidad, Número de Identificación Fiscal y declaración sobre situación familiar a efectos fiscales. Además, si el solicitante está obligado al ingreso de cuotas, un justificante de pago de los seis últimos meses, y, en su caso, si la empresa es la obligada al ingreso de cuotas, certificado de la empresa relativo a la trabajadora, debidamente cumplimentado.

Los trabajadores por cuenta ajena del Régimen Especial Agrario, los artistas y profesionales taurinos y los trabajadores por cuenta propia o autónomos tendrán que presentar la declaración de situación de la actividad del establecimiento del que sean titulares.

Además, debe aportarse: un certificado médico que acredite el riesgo y que acredite también la situación de embarazo, las condiciones del puesto de trabajo y su incidencia negativa en la salud de la trabajadora o del feto; declaraciones de la empresa de los trabajos y actividades realizadas por la trabajadora, condiciones del puesto de trabajo, categoría y riesgo específico, etc.

Baja por maternidad

Actualmente, la baja por maternidad es de 16 semanas ininterrumpidas, ampliable en dos semanas más en partos múltiples a partir del segundo hijo (es decir, en caso de gemelos, sería de 18 semanas).

De esas 16 semanas, la gestante ha de disponer obligatoriamente de seis tras el parto, y el resto del tiempo se puede distribuir como se desee (antes y después del parto, o repartido entre el padre y la madre).

Ingreso en el centro médico

Conviene solicitar el ingreso cuando las contracciones uterinas se hacen intensas y rítmicas (es decir, con una frecuencia de una contracción cada diez o quince minutos, durante por lo menos una hora). Es preferible pasar en casa la primera parte del trabajo en un ambiente agradable, y así evitar las largas horas de espera en el hospital, en donde la comodidad es menor y la expectativa de un parto inminente sitúa a la mujer en unas condiciones psicológicas desfavorables.

Resulta muy útil tomar un baño caliente, permaneciendo dentro del agua incluso durante la contracción (el compañero puede efectuar masajes en los lados de la columna vertebral).

Al comienzo también resulta conveniente beber y comer algo ligero.

Debemos saber que el inicio de las contracciones supone una situación de estrés para el niño. Dado que no todos los niños responden igual al estrés, es importante realizar una monitorización electrónica fetal (cardiotocografía) justo al inicio del trabajo de parto, para comprobar que todo está transcurriendo con normalidad y que el feto no está sufriendo.

En definitiva, conviene ir al centro médico cuando se aprecia alguno de estos síntomas:

— las contracciones se hacen regulares cada 10-15 minutos;
— el niño se mueve menos de lo habitual;
— se observan pérdidas de sangre vaginales;
— se observan pérdidas de líquido amniótico (se rompe aguas);
— se constata fiebre, presión alta, prurito difuso.

En caso de vivir lejos del hospital, si se prevé mucho tráfico o si no se trata del primer parto, habrá que trasladarse antes.

Material necesario para la gestante

— ficha médica de la gestación;
— análisis de sangre y de orina recientes;
— ficha del grupo sanguíneo;
— ecografías;
— ECG (electrocardiograma), si se ha realizado durante el embarazo;
— otras pruebas o petición de terapias médicas durante el parto, el posparto o el puerperio;

— fármacos de uso personal no disponibles en el hospital;
— documento de identidad;
— cartilla sanitaria;
— cuatro camisones de fibra natural (algodón o lino), preferiblemente de manga corta, o de manga larga ancha, para que se pueda acceder al brazo con rapidez (durante el parto, se evitarán los camisones con elásticos en las muñecas);
— un batín;
— unas pantuflas;
— bragas de algodón o braguitas higiénicas de papel de un solo uso;
— neceser con efectos de higiene personal;
— un sujetador de una talla más para la lactancia (uno solo, porque la talla podría cambiar);
— discos absorbentes para el pecho;
— faja elástica (en caso de cesárea).

Material necesario para el neonato

Por lo que respecta a este apartado, conviene informarse previamente en el hospital, ya que cada centro tiene una organización interna propia. Por norma general, es preferible que cada conjunto de recambio del niño vaya en una bolsa de plástico transparente, con una etiqueta con el apellido, a la que posteriormente se añadirá el número de brazalete. Así se evitará perder el tiempo y la ropa.

Ropa de invierno

— 4 camisetas de lana en la parte exterior y algodón en la interior, de manga corta o larga;
— 4 pares de calcetines de lana;
— 4 peleles de toalla 100 %.

Ropa de verano

— 4 camisetas de algodón de manga corta o media;
— 4 pares de calcetines de algodón;
— 4 peleles de algodón 100 %.

EL NIÑO EN CASA

El cordón umbilical se seca solo y cae en un plazo de 7-14 días. Se debe mantener seco y limpio, protegido con una gasa estéril, que se ha de cambiar con frecuencia.

Durante este periodo, el niño no ha de bañarse: habrá que lavarlo con agua tibia, utilizando una toalla de algodón o una gasa desechable. Una vez haya caído el cordón umbilical, ya podremos bañarlo tranquilamente: lo masajearemos suavemente y le hablaremos mientras lo acariciamos despacio, con las manos abiertas, efectuando gestos rítmicos y delicados; le dejaremos jugar durante el baño.

Sugerencias

— Ponerlo a dormir boca arriba.
— No taparlo demasiado ni calentar en exceso la habitación (18-21 °C).
— No fumar en la habitación.
— No cubrirle la cabeza cuando está en casa (los bebés necesitan desprender calor por la cabeza y por el rostro).
— No taparlo más si tiene fiebre.
— Abrigarlo bien al salir a la calle y quitarle la ropa rápidamente al regresar, aunque eso implique despertarlo.
— No dejar cerca de la cuna bolsas de plástico, hojas de plástico, gomas o cordones.
— Comprobar que no haya espacios entre el colchón y la pared de la cuna (para evitar que el bebé pueda deslizarse por ellos).
— Airear frecuentemente la habitación.
— Tener mucho cuidado con las fuentes de calor.
— Hablar al niño.
— De vez en cuando, poner música (tranquila).

www.ingramcontent.com/pod-product-compliance
Lightning Source LLC
Chambersburg PA
CBHW062058270326
41931CB00013B/3128